# HISTOIRE
## ANALYTIQUE
# DE LA VARIOLE,
## DE SON INOCULATION
## ET DE CELLE DE LA VACCINE.

*OUVRAGE* où l'on fait voir le danger qui accompagne la Variole, le succès de son inoculation, et les heureux effets que produit sur l'espèce humaine la découverte de la Vaccine.

### PAR J. JUGLAR, MÉDECIN.

*Variola periculosa.*
*Variolatio mitior.*
*Vaccinatio tutissima.*

Prix : 1 f. 25 c. et 1 f. 50 c. par la poste.

## A PARIS.

Chez { MEQUIGNON, Libraire, rue de l'Ecole de Médecine.
GABON, place de l'Ecole de Médecine.

AN X. — 1802.

# AVANT PROPOS.

Entreprendre un travail qui a été traité par les hommes du plus grand mérite, c'est pour ceux qui sont au courant de la science multiplier les écrits sans nécessité; présenter sous des principaux rapports les vérités importantes, disséminées dans un grand nombre de volumes, c'est, à mon avis, économiser un temps précieux à ceux qui se livrent à l'étude de la médecine, et rendre un service à l'art.

Je me propose donc de réunir ici tout ce qu'on a dit de plus essentiel sur la variole depuis le moment où elle a commencé à paroître jusqu'à nous; je parlerai ensuite de son inoculation, et je finirai par le moyen préservatif qu'on lui a opposé depuis plusieurs années, c'est-à-dire, par la vaccine. Nous verrons qu'à propportion que la science fait des progrès, la médecine s'enrichit en moyens curatifs et préservatifs; c'est sur-tout par ce dernier côté que l'art est perfectible. Reconnaissons-le à la gloire des grands hommes qui y ont contribué : il a fait dans ces derniers temps les plus beaux et les plus utiles progrès.

En parcourant les fastes de l'histoire, on est étonné de voir les découvertes qu'il a faites. Combien de secours efficaces perdus dans la barbarie des temps, la médecine n'a-t-elle pas recouvrés ! Combien de secours nouveaux n'a-t-elle pas acquis ! Que de victimes n'a-t-elle pas enlevées à la douleur ou à la mort. *La lithomie* si bien décrite par Celse, *la ligature des vaisseaux* imaginée par Embroise Paré, *l'inoculation de la variole* tant prêchée par La Condamine, et celle de la *vaccine* pratiquée et publiée avec tant de zèle par Jenner.

Il n'est presque rien en ce genre que nous ne puissions espérer du zèle et des travaux de tant de particuliers, et sur-tout de tant de sociétés célèbres qui ne semblent occupées que du soin de reculer les bornes de l'art. C'est sur-tout dans les cas où le principe morbifique est connu, et dans les circonstances où l'art manque de ressources connues, que les essais sont permis. Alors l'évidence de l'objet pour lequel on travaille, met à l'abri de toute erreur et de toute équivoque le jugement que l'on porte sur l'utilité des moyens que l'on a employés. Le succès apprend toujours infailliblement s'il faut soutenir, abandonner ou réformer une première épreuve; et la sagacité jointe à la prudence ne peuvent manquer de faire enfin des découvertes. C'est aussi dans ces maladies fâcheuses, ces épidémies dévastatrices où la vie du malade est désespérée, que l'on doit tout attendre des secours de l'art. C'est alors que trouvera sa juste explication, cette fameuse sentence de Celse : *Satiùs est anceps experiri remedium quàm nullum.* Cel. l. 2. 10.

# PREMIERE PARTIE.

## DE LA VARIOLE.

### HISTOIRE DE LA VARIOLE.

*Son origine.* LE virus variolique n'existe point en nous ; nous n'apportons point en naissant le germe de cette cruelle maladie : ce seroit se perdre dans un dédale de raisonnemens vagues et hypothétiques, que de rechercher si la cause prochaine existe dans le cordon ombilical, dans les intestins, dans le systême glanduleux et lymphatique, ou dans toute autre humeur, etc. La preuve est que ce virus a été long-temps inconnu en Europe ; il y a encore aujourd'hui quelques peuplades de sauvages qui en sont exemptes, et un petit nombre d'îles dont les habitans ont su s'en préserver. Si le prétendu germe de la variole étoit inné en nous, il seroit fort singulier que, dévelopé chez les Arabes, dans un temps où il nous étoit inconnu, il fût comme descendu du ciel chez nous autres

I

Européens, au septième siècle ; qu'au quinzième il eût tout-à-coup porté la désolation chez les Américains, et paru plus tard chez d'autres peuples.

Les Juifs, les Grecs et les Romains, n'ont eu aucune connaissance de la variole ; si cependant c'eût été un germe, elle auroit dû être connue de toutes les nations, de père en fils, depuis Adam. Le contraire est prouvé. Elle n'est donc point un germe, mais une maladie contagieuse ; elle nous a été donnée, et nous la donnons.

Quelques auteurs soupçonnent que le virus variolique tire sa première origine des animaux (1) ; ils se fondent sur l'analogie que cette maladie a avec d'autres virus, qui ont le même principe, et probablement le même mode d'action sur les maladies qu'ils produisent.

Aucune de ces opinions ne nous paroît bien fondée ; si nous examinons ce qu'étoit l'homme au commencement de son existence, nous devons croire qu'il ne fut attaqué d'aucun virus morbifique ; les traditions ne nous apprennent rien sur les maladies qui ont pu régner dans les premiers siècles ; elles ne se sont manifestées que long-temps après l'origine du monde : ce n'est

(1) Selon Jenner le virus vaccin tire son origine des chevaux.

que dans la suite des temps, lorsque les passions
dechaînées, les travaux excessifs, la vie inactive,
les changemens de climats, ont eu lieu, qu'ils ont
produit sur l'homme des dérangemens qui ont
augmenté, à mesure que sa constitution s'est
détériorée ; c'est à ces causes que l'on doit rapporter la plupart des maladies qui désolent l'espèce humaine.

On ne peut sans attendrissement arrêter sa
pensée sur l'époque où des hommes sensibles
tendirent des mains secourables à leurs semblables dans leurs maladies : cette commisération pu-
blique si animée, ces communications fraternel-
les, avoient je ne sais quoi de respectable.

Si nous nous transportons chez ce peuple à jamais
célèbre, les Égpytiens, nous n'y verrons aucune
trace bien certaine de l'existence de la variole; quoique l'histoire semble prouver qu'elle nous est venue
d'Égypte, ou de quelque partie voisine de son ter-
ritoire. Il y a des faits qui font douter que cette
maladie fût connue dans ce pays, lorsqu'Alexan-
dre y pénétra, et jusqu'alors on n'y trouve aucune
description de cette maladie. Cependant la médecine y étoit cultivée par les prêtres (1), les Égyp-

---

(1) « Le Patriarche Jacob étant mort en Égypte, Joseph
ordonna à ses médecins de l'embaumer », *Gen. v.* 50. Ce pas-
sage prouve que la médecine étoit connue depuis très-long-
temps en Égypte.

tiens, déjà industrieux et éclairés dans les sciences et dans les arts (ce qui nous est prouvé par le reste de leurs monumens et de leurs temples etc. échapés à la faulx du temps), n'auroient pas méconnu la variole; et si elle eût existé alors, elle auroit attiré l'attention des écrivains.

Si la variole n'étoit pas connue sur les bords du Nil, elle ne l'étoit pas davantage en Afrique, à l'époque où les Romains détruisirent la ville de Carthage.

Les anciens Grecs et Latins, ne connoissoient pas non plus cette maladie. Il suffit de réfléchir sur les ravages que la variole fait, pour voir qu'elle n'auroit pu exister autrefois en Grèce et en Italie, sans avoir été particulièrement remarquée et décrite. Comment concevoir qu'elle eût existé du temps d'*Hippocrate*, d'*Arétée*, de *Celse*, de *Cœlius-Aurelianus*, de *Galien*, etc. sans que ces auteurs en eussent parlé d'une manière positive.

Mais c'est véritablement dans les écrits des Arabes que nous trouvons les premières traces de la maladie, connue sous le nom de *petite vérole*. *Aaron* en a donné le premier une description en langue syriaque au septième siècle.

*Sa propagation.* Depuis Aaron jusqu'au neuvième siècle, l'histoire de la médecine ne nous offre plus rien sur cette maladie. Mais alors parut le fameux Abubeker Mohammed, surnommé Rhasès, qui a parlé des signes, des symptômes et de la cure de la variole. Elle a donc été connue des Arabes conquérans, communément appellés *Sarrasins* ou *Orientaux* ; mais on ne sait pas si en Arabie elle étoit naturelle ou endémique, ou si les Arabes l'avoient reçue des nations les plus éloignées de l'Orient.

Le célèbre Freind dit, que la variole infecta les lieux occupés par les armées des Sarrasins et qu'elle se répandit en Asie, en Afrique, en Europe et en Amérique.

*En Asie.* — C'est vers la trentième année du septième siècle, que la variole passa d'Egypte en Syrie, dans la Palestine, dans la Perse ; et peu de temps après, elle se propagea sur les côtes asiatiques en Lysie et en Cilicie.

*En Afrique.* — Au commencement du huitième siècle ; elle ravagea toutes les parties maritimes de l'Afrique, la Mauritanie ; passa la Méditerranée et fut transportée en Europe.

*En Europe.* — C'est à cette époque que les Arabes appellés *Maures* l'ont apportée en Espagne, en Portugal, dans la Navarre et dans nos ci-devant provinces du Languedoc, de la Provence de la Guienne, etc.

*En Amérique.* — Les Européens l'ont ensuite portée chez les nations américaines, et chez tous les habitans des îles de la mer pacifique, dans les Indes orientales, à la Chine, à Carthagène ;

elle s'est ensuite répandue dans tout le continent du nouveau monde.

*Sa définition.* La variole est une maladie qui a son siège dans l'organe cutané : le systême lymphatique semble être la voie par laquelle la contagion se communique à tout le corps, et y produit des effets variés, suivant l'état où se trouve le sujet.

Sydenham, dans son *Traité de médecine pratique*, page 360, dit en parlant de la petite-vérole, que son essence, autant que nous pouvons connoître ces sortes de choses, lui paroît consister dans une inflammation particulière du sang. «Les premiers jours de la maladie, la nature, dit-il, est occupée à préparer et à travailler les particules enflammées, afin de les pousser plus facilement à la superficie du corps; la fièvre s'allume alors nécessairement, en conséquence du trouble et de l'agitation qui arrive dans le sang. D'ailleurs les particules enflammées qui circulent rapidement avec ce liquide, et qui excitent ce tumulte, causent des envies de vomir, des douleurs de tête lancinantes, et les autres symptômes qui précèdent l'éruption. »

» Quand la nature, ajoute-t-il, est venue à bout de pousser à la périphérie du corps les particules enflammées, elle n'agit plus sur le sang comme auparavant, mais sur le tissu de la chair; et comme c'est toujours en excitant la fièvre qu'elle déburasse le sang de toutes les matières peccantes, de même c'est en produisant des abscès qu'elle délivre le tissu de la chair de tout ce qui la blesse et l'incommode. C'est ainsi que, si une épine ou quelque chose de semblable est entrée dans la chair, il se formera un abscès tout au tour, à moins qu'on n'ait soin d'ôter promptement ce corps étranger.

*Contagion variolique, voies par lesquelles elle se propage.*

La variole est une maladie contagieuse : toute idée de spontanéité est regardée aujourd'hui comme chimérique ; il faut toujours l'application d'un ferment pour qu'elle se développe. Les enfants, dit Buchan (1), qui se sont trop échauffés à la course, à la lutte, etc.; les adultes qui sortent d'une débauche, sont très-disposés à être attaqués de la petite vérole, lorsqu'ils ne l'ont pas éprouvée, et qu'ils sont exposés à l'infection.

La contagion varioleuse a communément lieu de trois manières ; premièrement, par l'air imprégné des miasmes varioliques ; secondement, par l'attouchement immédiat des habits, ou d'autres corps infectés, etc... Troisièmement, par la communication de la mère au fœtus.

1°. *Communication par l'air.* On croyoit ja-

_____

(1) Med. domestique, **II.** partie, chap. XII, §. I, art. I.

dis généralement que l'air étoit le véhicule qui transmettoit le virus variolique à des distances très-éloignées. Mais aujourd'hui on sait que les limites de l'atmosphère. infectée ne sont pas complètement déterminées ; cependant cette atmosphère ne paroît pas s'étendre à l'air libre au delà de quelques pieds, ( environ un mètre ). Lorsqu'on entre dans une chambre close, où il y a des variolés , la contagion a lieu par le poulmon avec d'autant plus de facilité , que l'atmosphère est saturée d'émanations varioliques. *Fuller* , *Kirkpatrik* et plusieurs autres avoient pensé que l'air seul ne pouvoit communiquer le virus de la variole au delà de la sphère d'activité des malades et des choses infectées.

2°. *Communication par le contact.* On ne s'est pas encore assuré, si la respiration seule, la transpiration cutanée , la salive ou toute autre humeur excrémentielle d'un varioleux, pouvoient réellement communiquer cette maladie. Mais personne ne doute aujourd'hui que les linges, les meubles de toute espèce, les provisions de bouche , certains animaux domestiques , et généralement tout ce qui sort d'une maison infectée de la variole, ne soient la cause générative et propagative de la contagion. —

3°. *Par la communication de la mère au fœtus.* Le fœtus , renfermé dans l'utérus, peut recevoir l'infection varioleuse , quand la mère en est attéinte pendant la grossesse ; on croit, que c'est lors du période de la suppuration que la contagion a lieu : parce qu'alors la matière repompée par les vaisseaux absorbans, est portée dans le torrent de la circulation, se communique au fœtus par le sang, qui va des artères utérines dans le paranchime du placenta, dans le cordon ombilical, pour aller nourrir le fœtus. ——

- Beaucoup de médecins qui n'ont pas eu occasion de vérifier ce fait, ont nié qu'il existoit ; *Boërhaave* n'y croyoit pas. *Vans-Wieten* avoit une opinion différente, et il en rapporte des observations. *Fabricius-Hildanus*, *Méad*, *Fuller*, *Dimsdale*, etc., fournissent des exemples d'enfans, venus au monde avec la variole, ou qui en portoient des marques. Planque en cite aussi plusieurs exemples (1).

### Description de la variole.

La variole (2) est une maladie inflammatoire et contagieuse, accompagnée de vomissemens et d'une douleur qui se fait sentir, lorsqu'on comprime l'épigastre, suivi d'une éruption de pustules, qui suppurent, se dessèchent, tombent par croutes, et laissent des cicatrices enfoncées sur la peau.

On a divisé la variole en discrète et en

(1) Bibliothèque choisie de médecine. Tom. XXVII.

(2) Cullen la place dans le dix-huitième genre de sa Description ; et Pinel, dans la classe des phlégmasies, genre 35.

confluente : on donne le nom de discrète à celle dont les grains sont distincts et séparés les uns des autres : on nomme confluente celle dont les grains, très-nombreux, se joignent entr'eux, de sorte que plusieurs semblent n'en former qu'un seul.

Cette division ne doit pas faire regarder ces deux varioles comme deux espèces différentes : ce ne sont que des degrés de la même maladie. Nous reconnoîtrons trois différens, que nous nommerons : variole discrète ; variole confluente ; variole compliquée.

1ᵃ. *Variole discrette.* La variole a quatre périodes bien marqués. Le premier commence au moment de l'infection ; on le nomme *invasion.* Le second commence au moment où finit le premier ; il se nomme *éruption.* Le troisième commence pendant la suppuration : on le nomme *maturation.* Le quatrième prend le nom de *dessication.*

*Invasion.* La variole commence par une fièvre qui vient généralement vers midi ; elle s'annonce par le frisson, et est accompagnée d'un état de fatigue considérable, d'assoupissement, d'envies de vomir, d'une douleur violente à la tête, au dos, qui se fait sentir vers l'apendice sternale ou xiphoïde. Ces accidens sont bientôt suivis d'un accès en chaud, qui augmente le second et le troisième jour. Pendant ce temps es enfans sont sujets à se réveiller en sursault, avec des accès épileptiques ; les adultes ont une tendance aux sueurs, quand ils restent couchés.

*Eruption.* L'éruption paroît communément vers la fin du troisième jour, et augmente par degrés dans le cours du quatrième ; elle se manifeste d'abord sur le visage, sur le col et successivement sur les différentes parties du corps ; pendant ce temps la fièvre diminue, et elle cesse entièrement vers le cinquième jour. Les boutons paroissent d'abord sous la forme de petits points rouges, à peine éminens, qui s'élèvent par degrés, et se répandent sur tout l'organe cutané. Le sixième jour il paroît sur le sommet de chaque bouton une petite vésicule, qui contient un fluide presque sans couleur, ou de couleur de miel. Le septième jour les pustules croissent uniquement en largeur, et le huitième jour elles deviennent sphériques.

*Maturation.* La suppuration commence dès que ces petits boutons, ou vésicules, sont formés, et qu'ils sont environnés d'un bord exactement circulaire : on voit vers le neuvième jour, que la matière contenue dans ces vésicules commence à changer de couleur. Le dixième jour, les boutons, qui prennent alors le nom de pustules, deviennent par degrés plus opaques, plus blancs, et enfin d'une couleur jaunâtre.

Le onzième jour les pustules paroissent entièrement remplies ; on apperçoit sur le sommet de chacune, une tache plus noire que le reste : c'est dans cet endroit, que l'on voit, vers le douzième jour, les pustules s'ouvrir naturellement, et laisser sortir la matière qu'elles contiennent.

*Dessication*. Le desséchement des pustules commence ordinairement vers le treizième jour. A cette époque on les voit se rider et s'affaisser. Le quatorzième jour, la matière qui en sort, se dessèche et forme des croutes sur la surface de la peau. Le quinzième jour, les croutes s'épaississent et durcissent. Le seizième, le dix-septième jour et les suivans, les croutes durcies tombent, et la surface de la peau qu'elles couvroient, est d'une couleur rouge tirant sur le brun ; ce n'est qu'après quelque temps que la peau reprend dans ces endroits sa couleur naturelle : dans quelque cas, lorsque la matière des pustules est plus liquide, les croutes qu'elle a formées tombent plus lentement, et la partie qui en étoit recouverte s'en va en quelque sorte en écailles, qui laissent sur la peau un petit trou ou cavité.

Les boutons de la variole discrète sont en général en petit nombre sur le visage ; et lors même qu'ils sont plus nombreux, ils sont séparés et distincts les uns des autres ; mais à mesure qu'ils augmentent de volume, ce qui arrive vers le huitième jour, toute la face se gonfle considérablement ; les paupières en particulier deviennent si gonflées, qu'elles recouvrent entièrement les yeux, et empêchent ces organes de s'ouvrir à la lumière : il y a alors un certain degré de pyrexie, accompagné d'enrouement, d'un malaise dans la bouche, d'une difficulté d'avaler, qui fait que les boissons sont souvent rejetées par la bouche ou par le nez ; avec la sortie d'un liquide tenu, qui augmente quand le gonflement du visage s'affaisse ; la diarrhée remplace quelque fois la salivation ; les mains enflent à leur tour, et elles diminuent à mesure que les pieds se gonflent. Pendant ce temps les pustules viennent à maturité : les accidens diminuent de plus en plus, et le malade approche de l'heureux terme de sa convalescence.

2°. *Variole confluente.* La marche de la variole confluante diffère de celle que suit la variole discrète: 1°. par la violence des symptômes précurseurs; 2°. par le temps où paroît l'éruption; 3°. par le nombre des pustules ; 4°. par la matière contenue; 5°. par la continuité de la fièvre ; 6°. par le danger de la maladie.

*Invasion.* Dans la variole confluente la fièvre éruptive est plus violente, le pouls est plus fréquent et plus serré, l'assoupissement est plus considérable, il y a fréquemment du délire : le vo-

missement continue plus long-temps, les accès
épileptiques sont plus rapprochés, et même quelquefois mortels.

*Éruption.* Les vésicules qui se forment sur le
sommet des boutons paroissent plutôt : elles
prennent toute sorte de formes irrégulières. Un
grand nombre se confondent les unes dans les
autres, et très-souvent le visage est plutôt couvert
d'une seule vésicule, que d'un nombre déterminé
de pustules. Les pustules restent aplaties, quand
elles sont séparées ; leur circonférence n'est pas
circonscrite par un bord enflammé, et la partie de
la peau, qui n'en est point recouverte, est communément pâle et flasque.

*Maturation.* La matière contenue dans les pustules, qui étoit d'abord claire, prend une couleur
opaque ; elle devient blanche ou brune, mais n'acquiert jamais la couleur jaune, ni la consistance
épaisse, que l'on remarque dans la variole discrète. Le gonflement du visage accompagne presque toujours la variole confluente, il survient
de meilleure heure, et il parvient à un degré
plus considérable.

*Dessication.* A cette époque les pustules se
rompent, se rident, et laissent échapper une
liqueur qui se change en croutes brunes ou noires,
lesquelles ne tombent que plusieurs jours après.
Les pustules, qui paroissent sur les autres parties
du corps, ne parviennent jamais à la même matu-

rité : le pus n'acquiert jamais la consistance, que l'on remarque dans la variole discrète.

Pendant le cours de la variole confluente, on remarque souvent des maux de gorge considérables, des salivations abondantes, ou des diarrhées fréquentes. Il y a souvent une grande putridité, comme le prouvent les pétéchies et les vésicules remplies de sérosités, au-dessous desquelles la peau paroît disposée à la gangrène ; on observe des urines sanglantes, et diverses hémorrhagies : la fièvre se renouvelle fréquemment avec une violence extrême, vers l'époque de la suppuration ; c'est ce qu'on nomme la fièvre secondaire, dont la durée et l'évènement varient suivant les différens cas.

3°. *Variole compliquée.* La variole compliquée, que l'on pourroit aussi appeller irrégulière, diffère de la variole confluente, et de la variole discrète : 1°. par l'irrégularité de sa marche, 2°. par la forme des pustules, 3°. par leur couleur, 4°. par la matière qu'elles contiennent, 5°. par sa complication avec la dyssenterie, avec l'affection scorbutique, etc. Pinel, dans sa Nosographie philosophique, admet quatre espèces de varioles ; mais toutes ces variétés peuvent se rapporter aux deux divisions précédentes.

On pourroit regarder comme variole discrète :

1°. La petite vérole régulière de Sydenham, ou

vérole discrète simple des autres auteurs. La fièvre cesse après l'éruption.

2°. La discrète compliquée, nommée anomale par Sydenham, la fièvre continue après l'éruption, et est accompagnée de plusieurs accidens de delire, etc.

3°. La petite vérole que Sydenham nomme dyssentérique, règne pendant les épidémies de ce genre, et est accompagnée d'une diarrhée sanguinolente.

4°. La cristalline discrète, se distingue par des vésicules qui ressemblent par leur grosseur à des poids, et sont remplies d'une humeur claire.

5°. La verruqueuse, dans laquelle les pustules sont racornies, durcies; ces pustules noircissent, se dessèchent, et restent long-temps à tomber.

6°. La siliqueuse, se distingue par des vésicules vides et molles, formées par une matière ichoreuse blanchâtre, répandue sur la peau.

7°. La miliaire, que l'on appelle aussi vésiculaire pourprée, fait appercevoir sur les différentes parties du corps, de petites vésicules, remplies d'une sérosité claire, qui rend la peau rude et raboteuse.

On pourroit rapporter à la variole confluente :

1°. La petite vérole confluente simple, que

Sydenham désigne sous le nom de confluente régulière.

2°. La confluente crystalline, qui est la première espèce de confluente maligne d'Helvétius; les boutons en sont clairs, transparens, et pleins d'une sérosité limpide.

3°. La petite vérole cohérente, qui est la seconde espèce de confluente maligne d'Helvétius; la fièvre est plus vive, et les redoublemens plus longs et plus violens que dans la discrète compliquée.

4°. La petite vérole noire, ou scorbutique, qui est la troisième espèce de confluente maligne d'Helvétius. Elle se manifeste par des boutons noirs, peu élevés : quand on les ouvre, il sort un sang noir et le fond paroit gangrené.

5°. La petite vérole à placards, qui est la quatrième espèce de confluente maligne d'Helvétius : elle se manifeste par des éruptions en placards sur les différentes parties du corps, mais particulièrement sur le visage.

## *La variole peut-elle être confondue avec d'autres maladies ?*

Il est de la plus grande importance de bien connoître une maladie aussitôt qu'elle se déclare, si on ne veut pas s'exposer à commettre des fautes qui deviennent souvent funestes. Comme la variole a quelque rapport avec les autres éruptions cutanées, sur-tout avec la variolette, la rougeole et la scarlatine, nous allons donner les caractères distinctifs de ces trois maladies, pour que l'on ne les confonde pas.

1°. *La variolette.* Cette maladie, connue aussi sous le nom de vérolette, de petite vérole volante, de fausse petite vérole, etc. se distingue d'abord de la vraie variole par l'absence des symptômes précurseurs : la fièvre commence ordinairement sans frisson : la chaleur qui suit est peu considérable, et ne dure que douze ou vingt-quatre heures, tout-au-plus quarante heures : l'éruption se fait quelquefois sans qu'on s'en apperçoive, au premier ou au second jour, rarement au troisième. Les pustules rouges deviennent pâles, ternes, et s'arrondissent en vingt-quatre heures : le lendemain elles s'affaisent, se flétrissent, se dessèchent, et tombent les jours suivans (1).

2°. *La rougeole.* Elle commence par un accès de froid, qui est bientôt suivi de celui de chaud, et des symptômes ordinaires d'anorexie, d'anxiété, de mal-aise et de vomissements plus ou moins considérables, suivant les différens cas : elle est toujours accompagnée d'enrouement et d'une toux fréquente ; il paroît vers le quatrième jour, ou un peu plus tard, de petits boutons fort serrés, à peine élevés qui, au bout de trois jours, tombent en petites écailles, semblables à de la farine.

(1) Huxam de aeré et morbis epidemicis. pag. 75.

3°. *La scarlatine.* Elle s'annonce par une fièvre inflammatoire contagieuse ; le visage se gonfle légèrement vers le quatrième jour, et alors l'œil aperçoit dans différens endroits de la peau de larges taches d'un rouge vif, qui ensuite se réunissent et tombent, au bout de trois jours, en écailles farineuses : souvent l'anasarque succède à cette maladie.

D'après ce court apperçu, l'on voit bien que les symptômes de la variole ne sont pas les mêmes que ceux des maladies que nous venons d'énumérer. En conséquence il ne peut y avoir que les esprits les plus bornés qui puissent les confondre.

## *Diagnostic et pronostic de la variole.*

*Diagnostic.* La variole est très-difficile à distinguer dans son premier période ; ce seroit pourtant alors qu'il seroit intéressant de la reconnoître, pour employer avec succès les moyens que l'art indique, et pour éviter ceux qui pourroient devenir funestes.

Quand un individu qui n'a pas eu la variole, a été exposé à sa contagion, et qu'il se trouve attaqué, quelque temps après, de maux de tête, de fatigue, de fièvre, de vomissement, de toutes les circonstances que nous avons detaillées en parlant des symptômes qui caractérisent l'invasion de la variole , il y a tout lieu de croire qu'elle va se développer.

Le diagnostic de ses deuxième , troisième et quatrième période se tire des symptômes qui annoncent l'éruption , la suppuration et la dessication des pustules ; ce seroit nous répéter ici , que de rapporter les principaux signes qui caractérisent chacune de ces époques.

*Pronostic.* Le pronostic de la variole est plus ou moins favorable , suivant que les accidens sont plus ou moins intenses. Elle est moins dangereuse dans l'enfance, que dans tout autre âge. L'éruption qui se fait trop tôt ou trop tard et tumultueusement est mauvaise (1). Plus le nombre des boutons est considérable , plus le danger est grand, et ce danger va en augmentant à mesure que des maladies viennent compliquer la variole (2) , telles que les fièvres putrides, bilieuses, inflammatoires , les inflammations locales , comme la phrénésie , l'angine , la péripneumonie , les inflammations des vicères abdominaux, etc.

Le délire furieux, l'assoupissement, les convulsions du visage et des autres parties du corps , les mains errantes, les hémorrhagies passives , les taches livides noires gangrenées , les foiblesses rapprochées, les déjections involontaires, les uri-

(1) Stoll, Aph. 536.

(2) Cullen élém. méd. pratiq. I. parragr. 102.

nes sanguinolentes et brunes , la pâleur et la mollesse , l'absence de la rougeur et de la tension de la peau ; les boutons remplis d'une humeur claire et aqueuse , leur affaissement , leur rentrée , les frissons suivis de chaleur , ou la chaleur suivie d'un froid glacial , ( ce qui annonce la resorption du pus ) ; les complications miliaires pourprées, etc. ce sont là autant de signes mortels avant le huitième jour. Cependant le plus souvent la mort n'arrive que le onzième : quelquefois elle est retardée jusqu'au quatorzième ou au dix-septième jour.

La variole est si dangereuse , que le nombre des morts s'élève annuellement en France, dans son étendue actuelle , à environ neuf cens mille : ainsi cette maladie enlève année moyenne, soixante - quatre mille deux cent quatre-vingt-cinq individus ; ce qui fait le quatorzième de la somme totale des décès , hors les temps d'épidémie.

## Traitement de la variole.

*Traitement général.* L'art ne peut avoir, dans le traitement des maladies, d'autre but que celui auquel la nature tend ; et pour être véritablement salutaire, il doit concourir avec elle , à triompher des dérangemens qui troublent l'ordre des fonctions. Les efforts de la nature ne peuvent souffrir ni retardement , ni interruption ;

tandis que l'art ne peut être appliqué que successivement et par intervalle. En conséquence nous diviserons le traitement en quatre parties, correspondantes aux quatre périodes de la maladie.

1ere. *Période*. Lorsque la fièvre d'invasion arrive, il ne faut pas chercher à la détruire, mais seulement à la modérer, si elle est trop forte. Si les forces vitales sont trop grandes, on les diminuera en suivant la route tracée par les Baker, les Monro, les Tissot, les Dimsdale, etc. comme eux nous emploierons le traitement anti-phlogistique, l'exercice à l'air libre, le régime rafraîchissant, les boissons adoucissantes. Rhasès, et avec lui le prophète Aron, George, Haly-Abbas, Avicenne, etc. préscrivent aussi la méthode rafraîchissante et anti-putride : et parmi les modernes, Sydenham, Boerhaave, Haller, Van-Swieten et plusieurs autres n'ont rien ajouté à ce traitement.

A l'exemple de Sydenham, de Rhasès, de Haen, de Stoll, d'Helvétius, de Cullen, etc. nous emploierons les saignées, les vomitifs, les purgatifs, à mesure que les indications se présenteront, quand même l'éruption commençeroit à paroître. Les lavages sur la face avec de l'eau fraîche jusqu'à ce que les boutons commencent à paroître, les pédiluves ne seront pas négligés, si l'on craint que la maladie devienne orageuse. S'il survient des mouvemens convulsifs, on fera respirer au malade un air frais : on jetera de l'eau froide sur son visage : s'ils continuent, on donnera des douches légères : si on est obligé d'employer d'autres moyens, on administrera les calmans (1). S'ils ne produisent aucun effet, on aura recours à un petit vésicatoire, que l'on appliquera à la nuque, et que l'on ôtera, aussitôt que les convulsions auront cessé : s'il y a constipation, on donnera de l'eau de tamarin, de pruneaux, etc. toutes les boissons doivent être froides.

2ᵉ *Période.* La fièvre diminue, à mesure que l'éruption paroît, et tous les accidens se calment. On favorise la moiteur qui se manifeste souvent pendant la sortie des boutons, par des boissons adoucissantes tièdes, légèrement sucrées, telles que celles de bourache, d'orge, etc, en gardant le lit, en évitant l'air froid et humide. Quand la moiteur est passée, on permet au malade de se lever, et de changer de linge, comme dans l'état de santé : on lui donne des alimens liquides, des soupes maigres aux herbes et des gelées, etc.

Si le travail de la nature languit, si les pustules sont pâles, si elles ne se remplissent point, rien ne hâte mieux l'éruption, et ne détermine plus li-

_____

(1) Les narcotiques ont été très-vantés par Sydenham.

brement les humeurs vers la surface cutanée, que les émétiques (1) : ils sont souvent d'un puissant secours, même quand les pustules sont plates et pourprées. L'effet de l'émétique est préférable à celui des cordiaux, des sudorifiques, dont l'usage a souvent été très-pernicieux.

3ᵉ. *Période*. Comme les symptômes, qui se manifestent alors, dépendent de la quantité des pustules varioleuses, trop nombreuses, un certain danger accompagne cette époque. Le Médecin doit alors favoriser la suppuration, et calmer la fièvre qui peut avoir lieu : ainsi on évitera l'air froid glacial, et la trop grande chaleur : on tiendra le milieu entre ces deux extrêmes : on aura soin d'éloigner tout ce qui pourroit s'opposer aux vues de la nature, en évitant de répercuter l'humeur varioleuse et l'insensible transpiration.

Si la fièvre est forte, on prescrira la diète; si elle n'est pas forte, on donnera une nourriture légère : on entretiendra le ventre libre, au moyen des laxatifs.

Si l'on craint la résorption, qui s'annonce par la prostration des forces, le mauvais état du pouls, le changement de couleur et l'affais-

_____

(1) Si les spasmes de la peau s'opposent à l'éruption, les émétiques agissent par sympathie sur cet organe, font cesser le spame, et l'éruption se fait.

sement des pustules, la diminution subite du gonflement du visage et des mains, sans que les pieds s'enflent, le délire, etc ; on se hâtera d'employer les bains de vapeur, les fomentations émollientes, les antiseptiques, comme le vin, le quinquina en infusion, en décoction, les acides minéraux, le calomel, les synapismes, les vésicatoires, pour attirer l'humeur morbifique vers les extrémités.

4ᵉ *Période*. L'époque heureuse arrive, lorsque la suppuration se tarit, lorsque les pustules se dessèchent et tombent par croutes, lorsque l'appétit revient ; on donnera alors à manger sobrement, et on continuera les boissons agréables. C'est dans ce dernier période, que la plupart des Auteurs conseillent les purgatifs indistinctement.. Nous ne pensons pas qu'ils soient toujours utiles : nous les croyons même nuisibles dans beaucoup de cas, non seulement dans le quatrième période, mais même dans le cours du troisième et du second, quoique *Helvetius*, *Huxam*, *Boerhaave* soient d'un avis contraire ; ces habiles Praticiens s'exposoient par là à contrarier la marche de la nature, et à empêcher la dépuration complette de la maladie. A l'exemple de *Corvisart*, *Leroux* et *Pinel*, nous ne prescrirons les purgatifs que quand il y aura des indications marquées. Comme ces deux derniers, nous baignerons plusieurs fois le sujet, à la dernière époque de la maladie, après la chûte des croutes (1). En débouchant les pores de la peau, on favorise la transpiration, et on évite les dangers que sa suppression pourroit produire. — On prévient par ce moyen les accidens que l'on attribue mal-à-propos à l'humeur varioleuse retenue dans l'économie animale, après la dessication des pustules.

Si pendant le cours de la maladie, le malade avoit sans cesse des symptômes de foiblesse, alors il ne faudroit pas hésiter d'employer, à l'exemple de Morton, le traitement échauffant, les vins, les liqueurs éthérées ; les cordiaux seront donc utiles, toutes les fois qu'il y aura atonie ; c'est au Médecin sage à faire le choix des moyens qu'il doit employer.

Il faut prendre garde de se livrer à des principes trop généraux et trop exclusifs. Sydenham s'écarte de ceux de l'art, en prescrivant toujours le traitement raffraîchissant : Morton ne pèche pas moins dans l'universalité du traitement échauffant. Huxam, en marchant entre ces deux extrêmes, donne l'exemple d'une raison sage et éclairée : il fait voir que les circonstances, où se trouve le malade, doivent faire

(1) Rapport fait à l'école de médecine de Paris, sur la clinique d'inoculation par les C. C. Pinel et Leroux.

opter entre l'une et l'autre méthode , et que c'est au Médecin à faire un choix judicieux (1).

Si on remplit les indications qui se présentent , le malade arrive à sa convalescence , qui est plus ou moins longue , suivant sa force, la violence de la maladie ⸱ les accidens qui se sont manifestés dans son cours. Le Médecin se bornera à prescrire une nourriture un peu plus abondante, et de plus en plus succulente ; du régime végétal il fera passer le malade au régime animal, selon que ses forces, son tempérament et ses habitudes le permettront, et il le conduira ainsi par degrés à sa manière de vivre ordinaire.

*Traitement partiel.* Il ne faut pas négliger les topiques sédatifs, quand les pustules se développent sur la conjonctive , sur la cornée transparente , sur les points lacrimaux ; ( dans ce dernier cas elles produisent consécutivement la fistule lacrimale ). Si les topiques ne suffisent pas , il faut se hâter d'ouvrir les pustules.

S'il y a une matière qui colle les paupières , on aura soin de les laver avec des décoctions mucilagineuses, l'eau de guimauve, le lait, etc.

Si la salive , trop épaisse , gêne le malade , on l'enlevera avec du linge fin autant

(2) Pinel, classe 2. ord. V. genre XXXV. art. LXXII. Nosographie philosophique.

qu'on pourra ; il arrive souvent dans ce cas
que les malades sont sur le point de suffo-
quer : on conseille alors de les faire vomir avec
une préparation scillitique. Huxam recommande
ce remède, comme le seul qui puisse arracher le
malade à la mort.

S'il y a difficulté d'avaler, si elle est produite
par une angine inflammatoire, il faut employer
les gargarismes raffraîchissans, les cataplasmes
émolliens, appliqués sur la région du larinx,
les sangsues autour de la gorge, les ventouses
aux oreilles, etc.

S'il y a des hémorrhagies, on mettra en usage
les tempérans, les toniques, les astringens,
suivant la cause.

*Ouvertures du cadavre, des personnes mortes
de la variole.*

Ces ouvertures ont généralement présenté aux
observateurs exacts, et sur-tout aux citoyens
*Portal* et *Pinel*, les désordres suivans :
En général les membres conservent leur
flexibilité : les muscles ont moins de consistance, et sont d'une couleur plus rouge
que dans l'état ordinaire, les membranes sont
également rouges ; il arrive quelquefois que les
os spongieux sont ramollis : on trouve dans les
membranes de l'encéphale (le cerveau), et dans

ses ventricules, une sérosité rougeâtre : la texture de cet organe est très-relâchée. On remarque des traces de boutons dans la bouche, le pharinx, le larinx, et la trachée artère : la membrane qui recouvre ces parties est légèrement enflammée : les poumons sont toujours gonflés, pleins d'une sérosité rougeâtre : le péricarde contient un fluide sanguinolent, le cœur est flasque ; les viscères abdominaux sont presque toujours rougeâtres, et comme phlogosés, quelquefois recouverts de taches noires, plus ou moins étendues comme autant d'échimoses, et sont tous relâchés ; en sorte qu'il paroît que ces diverses parties sont dans une espèce de putréfaction : on trouve quelquefois des foyers puruléns dans l'une des trois splancniques.

## Existe-t-il des préservatifs contre la variole ?

Les Arabes, surpris par l'apparition d'une maladie nouvelle ( la variole ), crurent qu'elle avoit un foyer particulier, et qu'elle s'engendroit du fang menftruel : d'autres ont cherché ce germe dans la prétendue corruption des eaux qui environnent le fœtus (1).

La première idée de la préexiftence du virus variolique tranfmis des impuretés du fang de la mère

_____

(1) Menuret, Avis aux mères sur la petite vérole, pag. 69.

au fœtus, a fait imaginer l'expreſſion du cordon ombilical, après ſa ſection; on croyoit par ce procédé préſerver l'enfant qui vient de naître de la variole.

Il y a encore des familles qui fondent leur ſécurité ſur cet uſage. Nous avons même des exemples, que des enfans ſont morts de la variole, quoiqu'on eût exprimé le ſang de la veine ombilicale avec ſoin, avant de faire la ligature du cordon (1). Cette pratique recommandée par les médecins Chinois, et employée par les matrones, ne mérite aucune confiance.

On a auſſi prétendu qu'en ſaupoudrant de ſel marin ( *muriate de ſoude* ) l'enfant qui vient de naître, on pourroit le garantir de la variole. Ce moyen, né du préjugé comme tant d'autres, & emprunté des juifs de Hongrie, n'eſt pas moins inutile & abuſif.

Exiſte-t-il auſſi quelques remèdes antidotes ou capables de préſerver du virus variolique? Nous ne le croyons pas. On a myſtérieuſement vanté des poudres, des compoſitions de différentes eſpèces pour détruire ce levain; mais tous ces prétendus ſpécifiques ne ſont que de pures chimères (2). L'obſervation attentive et impartiale

(1) Voyez Journ. de médecine; Tom. LXXX. pag. 27.

(2) Voy. *de optimâ methodo*, etc. ; diſſertation de Valentin, dédiée à Detoteux. Nancy, 1786. §. XXI.

apprend journellement qu'ils n'ont d'efficacité que sur les esprits foibles et sur les dupes.

De grands médecins ont, il est vrai, imaginé que le camphre, le quinquina, l'antimoine, l'ætiops, le mercure, la poudre de james &c. étoient propres à atténuer, à émousser l'activité du venin variolique. *Boërhaave* dit (1) qu'on pourroit trouver un spécifique dans la classe des antidotes pour corriger & détruire le virus varioleux, & il indique l'antimoine & le mercure.

*Fouquet* rapporte qu'en 1772, à Montpellier, plusieurs enfans écrouëlleux, à qui il faisoit prendre depuis quelques mois des pillules d'extrait de ciguë avec le mercure doux, avant d'être attaqués de la variole, l'ont tous eu discrète et bénigne (2). Cette observation prouve que le mercure n'est pas un préservatif de la variole; on a observé que ceux qui prenoient le mercure comme *anti-siphillitique*, et qui étoient attaqués de la variole pendant ou après le traitement, ont eu des varioles confluentes et très-dangéreuses.

Pour completter l'histoire des moyens qu'on a mis en usage afin de préserver de la variole ou la rendre moins funeste, il nous reste à parler de

___

(1) Dans le chapitre de ses aphorismes *de variolis*, sect. 1392.

(2) Traitement de la petite vérole des enfans, page 188 et suiv.

son inoculation et de celle de la vaccine ; ces moyens étant les plus surs préservatifs, nous entrerons dans de plus longs développemens.

Commençons par l'inoculation de la variole.

———

# SECONDE PARTIE.

## DE L'INOCULATION DE LA VARIOLE.

### HISTOIRE DE L'INOCULATION.

QUAND on réfléchit attentivement sur la Méde-cine, on decouvre qu'elle est souvent fondée sur le principe de guérir les maladies naturelles par les maladies artificielles. La saignée n'est-elle pas en effet une hémorhagie artificielle; la différence entre un vomissement produit par une indigestion, et un vomissement produit par une substance médicale, est-elle est assez grande pour pouvoir dire que le premier est une maladie, et que l'autre ne l'est pas. Les vésicatoires, les cautères, les setons, ne sont-ils pas des apostêmes artificiels?... Con-cluons donc, que si les médecins occasionnent sou-vent des maladies artificielles, pour prévenir ou pour guérir les maladies naturelles, ils ne font qu'imiter la nature, laquelle entreprend souvent de guérir une maladie par une autre. — Voyez *Mailland account of inoculating the smalt pox*

3

*vindicated*, etc., dans les mémoires littéraires de la Grande-Bretagne, tome XII, pages 489 et 490.

*Sa découverte*. La nature, en condamnant le genre humain à la variole, avoit évidemment créé le remède contre le mal : mais le mal exista long-temps avant la découverte du remède. La variole étendant de plus en plus ses ravages, a dû nécessairement augmenter l'inquiétude qui accompagne la crainte de cette cruelle maladie ; les dangers dont elle étoit suivie relativement à la vie, à la santé et même à la beauté, ont été des motifs assez puissans pour faire désirer à beaucoup de personnes de trouver les moyens de s'en délivrer.

Telles sont les considérations qui ont dû faire prendre, dans le modèle de la contagion naturelle, la première idée de la contagion artificielle. L'inoculation de la variole n'est en effet qu'une contagion artificielle, au moyen de laquelle on communique cette maladie, et par laquelle on prévient ainsi l'effet tardif, incertain et presque toujours funeste de son développement produit de toute autre manière.

Cette invention a subi le sort des plus belles et des plus utiles découvertes ; son origine se perd dans les siècles passés, et est d'une ancienneté aussi reculée, que son usage est étendu. Tout ce qu'on sait, c'est qu'elle fut pratiquée de temps immémorial, dans la plus grande partie de l'Asie, spécialement aux environs de la mer Caspiennne, en Géorgie, en Circassie, parmi les tribus Tartares, Turcomanes et Arabes, le long des bords de l'Euphrate et du Tigre, au-dessous de Bagdad, aux environs de Basora dans l'Arménie.

*Ses progrès.* Fixons nos regards sur ces contrées immenses, où des peuples innombrables, privés des sciences physiques, et guidés par le seul instinct qu'ils tiennent du Créateur, préviennent chaque année les ravages de la variole, en l'inoculant à leurs enfans à des époques fixes.

Voyageons avec Cook dans l'intérieur de l'Asie : pénétrons avec Michaud dans les climats brûlans de l'Afrique : revenons avec Wortey, Montagu, dans les pays tempérés de l'Europe, suivons le missionnaire Carme dans le sein de l'Amérique : nous verrons partout des peuples nombreux opposer, depuis des siècles, le bienfait de l'inoculation à la variole naturelle.

*En Asie.* L'inoculation de la variole, a été pratiquée depuis un temps immémorial, en Géorgie, en Circasie, en Arménie, en Arabie et chez quelques autres peuples de l'Orient. De-là elle fut apportée en Grèce dans l'île de Céphalonie, dans la Thessalie et le long des côtes du Bosphore, d'où elle passa à Constantinople, en Russie, et de Russie à la Chine, etc.

*En Afrique.* L'époque où l'inoculation de la variole pénétra dans ces contrées nous est inconnue, mais on sait qu'elle a été pratiquée dans l'intérieur du continent, au Sénégal et chez beaucoup de nations; en remontant la Méditerranée, le long des côtes de Barbarie, à Alger, à Tunis, à Tripoli, en Egypte, et en remontat le Nil, les anciens Mamelucs, originaires de la Circassie, la firent counoître dans le temps des croisades, d'où les Arabes conquérans la transportèrent dans d'autres parties de l'Afrique aux environs de la mer rouge, etc.

*En Europe.* De la Turquie, l'inoculation de la variole fut apportée en Europe, par le courage de *lady Wortey-Montagu :* cette femme la transporta de Constantinople en Angleterre.

*En Amérique.* De l'Angleterre elle passa en Amérique. Un missionaire Carme, moine portugais, la pratiqua aux environs du *Para* dans la *Guiane*, à *Rio-Negro :* elle fut pratiquée plus tard à Boston dans la *Nouvelle-York*, etc. Quelques années après elle fut pratiquée à Philadelphie, ensuite en Virginie, dans l'Acadie, dans le Canada, à la Lousianne, à la nouvelle Orléans, aux Antilles, à St. Christophe, à la Jamaïque, à la Martinique, à St. Domingue, à la Guadeloupe, à Ste. Lucie.

*Dans le reste de l'Europe.* De Genève l'inoculation de la variole passa en Suisse, elle fut ensuite pratiquée dans la Hollande, en Italie, à Parme, à Naples, à Venise, en Danemark, en Suède, en Norwege, en Prusse, en Autriche, et dans le reste de l'Allemagne, l'inoculation n'y a gagné des partisans que très-tard. L'impératrice *Marie Thérèse* fit inoculer les deux jeunes archiducs et l'archiduchesse *Thérèse*, fille unique de l'empereur *Joseph II*. En Russie, en Sibérie, elle fut connue plus tard. A Varsovie, on commença à inoculer dans l'hôpital de l'enfant Jésus. En Espagne, elle fut pratiquée à Cadix, par un médécin français.

*En France*, l'inoculation de la variole a été pratiquée par des hommes célèbres : *Dodard, Chirac, Helvétius, Falconet, Astruc,* approuvoient l'inoculation : neuf docteurs de Sorbonne, consultés sur la question, avoient donné une réponse favorable : et cependant la France entendoit avec indifférence, un de ses célèbres académiciens, l'illustre la Condamine ; prêcher avec enthousiasme l'adoption d'un moyen aussi important.

En vain par leur éloquence les Monstucla, les Lacoste, les Tissot, les Jurin, cherchent à tracer le tableau effrayant, des dangers qui accompagnent la variole ; le peuple, prevenu contre une nouveauté qui le forçoit de changer ses habitudes, resta sourd à leur voix.

Il ne fallut rien moins que l'exemple d'un prince pour désiller les yeux. Aussi l'inoculation de la variole du duc de Chartres fut-elle, pour la France, le signal de la lutte qui s'éleva entre les amis de l'humanité et les Zoïles de cette inoculation ; lutte scandaleuse, quoique depuis tournée au profit des sciences, ne laissa pas d'imprimer au dix-huitième siècle une honte ineffaçable.

Retracerai-je ici cette bigoterie astucieuse, à l'aide de laquelle on n'eut pas honte de traduire devant les tribunaux de l'église une cause aussi juste, sous le vain prétexte que l'inoculation attentoit aux droits de la divinité? Non, non, tirons le rideau sur ces scènes honteuses; voyons l'inoculation, du milieu de ces immenses difficultés, du sein même de ces efforts décourageans, marcher d'un pas ferme et assuré au secours de l'humanité. Voyons-la brisant les liens qui l'enchaînoient dans des limites étroites, s'élancer d'un vol rapide sur la plupart des contrées européennes. Placée à ce rang élevé, riche de ses nombreuses conquêtes, elle ne connoît plus d'obstacles dans son application, elle devient une des branches de l'art de guérir la plus salutaire pour le genre humain.

# Ce qu'il faut considérer avant l'inoculation de la variole.

Dans un art qui n'est perceptible que par l'observation, rien n'est à négliger, rien n'est indifférent. Ceux qui l'exercent avec le soin qu'il mérite, ne sauroient porter leur attention trop loin; leurs regards ne sauroient embrasser trop d'objets; les influences des choses qui nous environnent, sont trop marquées par leurs effets pour ne pas les considérer : Sydenham n'ignoroit pas non plus les maladies que produit l'air froid sur l'habitude du corps. Ces vérités ne permettant aucun doute, le médecin doit examiner l'influence des climats, des saisons, des âges et des constitutions, avant de procéder à l'inoculation de la variole

## Circonstances les plus favorables à l'inoculation.

1°. *Les climats.* La Médecine n'étant que la connoissance des rapports d'actions des agens externes sur les corps vivans; et cette action étant altérée, modifiée par les climats, il doit s'en suivre qu'ils doivent être plus ou moins favorables, suivant les diverses régions. Les pays tempérés nous paroissent être les plus favorables à cette opération, les zônes torrides et glaciales les plus défavorables. En effet telle substance qui conserve la vie à un Samoyède, pourroit, dans la même circonstance, donner la mort à l'habitant brûlé du Sénégal.

2°. *Les saisons.* L'influence des saisons n'est pas moins utile à observer. Il suffit de réfléchir sur la grande action des différentes constitutions de l'année sur l'économie animale, de peser, de comparer les diverses révolutions que cette influence y détermine, pour se convaincre sans peine de l'avantage qu'il y a de les observer. Les orages que le printems excite dans les corps vivants, ne sont pas de même nature, que ceux qu'entraîne après soi l'automne. L'instabilité des constitutions vernales et automnales ne permet pas d'assigner un type invariable dans notre pays. Cependant nous pouvons dire, en général, que les saisons les plus favorables pour l'inoculation nous paroissent être sur la fin du printemps, et au commencement de l'automne. ( *Præplacet ver adultum*, dit Stoll.)

3°. *Les âges.* De toutes les époques dont notre vie est composée, l'enfance est l'âge le plus convenable pour pratiquer l'inoculation. En inoculant à cette époque, on suit la marche de la nature qui la donne plus souvent en bas âge que dans un âge plus avancé. Les auteurs ne conseillent pas d'inoculer, avant les premiers six mois de la naissance, il vaut mieux encore d'attendre à la quatrième année, entre la première

et la seconde dentition. L'adolescence, la virili-
té, et même la vieillesse ne sont pas des obstacles
à l'inoculation; mais le danger que l'on court,
en la pratiquant à ces époques, est plus grand.

4°. *Les constitutions.* Quoique les hommes
aient tous la même origine, quoique l'œil le
plus exercé n'apperçoive aucune différence sensible entre les organes de l'Albinos et du Nègre,
du Groënlandois et du Patagon, il n'en existe
pas moins une différence individuelle, qui a pour
cause la prédominance d'un systême sur l'autre (1).
Cette prédominance nous met directement dans
la voie que nous devons suivre pour combattre les principes défectueux, rétablir l'harmonie
entre les deux systêmes, et par-là mettre le patient
futur dans l'état le plus heureux, pour subir avec
avantage l'inoculation.

*Cas qui contre-indiquent l'inoculation.*

1°. *La dentition.* Nous ne pouvous dissimuler
les dangers sans nombre qui menacent la vie à
cette époque de l'enfance; la diarrhée, les convulsions, les affections gastriques, sont des
complications graves, qui pourroient compro-
mettre le sort de l'inoculation, et les jours du
malade.

(1) Hallé, Encyclopedie *Médecine*, art. *Tempéra-*
*ments.*

2°. *La puberté.* Les changemens qui se passent dans l'homme à cette époque, sont trop grands et trop essentiels à son existence future, pour venir troubler la nature dans ses opérations, la prudence veut que l'on diffère l'inoculation à une autre époque de la vie.

3°. *Les cachexies.* Dans les tems ordinaires, les cachexies, portées au dernier degré de la maladie, doivent être des obstacles à l'inoculation. Au premier abord de cette question, on voit qu'il seroit téméraire de porter le germe d'une maladie quelconque dans le sein d'un être dont les organes tombent en dissolution. On évitera aussi les maladies fébriles et toutes celles que la fièvre qui surviendroit, peut rendre pire.

Dans les tems ordinaires, les circonstances que nous venons de détailler, doivent nous forcer à l'expectation; mais, dans les cas d'épidémie, le médecin ne doit pas rester inactif. Eclairés sur-tout par les essais du docteur Woodwille, nous ne pouvons plus hésiter d'inoculer les malheureux qui se présentent, quoique attataqués d'affections psoriques, scorbutiques, écrouëlleuses, etc. Ce secours sagement administré ne peut être qu'utile dans les circonstances qui nous occupent.

## Moyens médicaux préparatoires employés chez les différens peuples.

Les peuples qui ne suivent que les lois imprescriptibles de la nature, ne deviennent-ils pas pour le médecin observateur l'exemple le plus sûr à suivre ?

*En Asie.* Les inoculateurs du Bengale et de l'Indoustan ne procèdent à l'inoculation de la variole, qu'après avoir fait prendre quelques bains, et ordonné le régime le plus sévère.

*En Afrique.* On observe à peu près les mêmes dispositions ; elles n'éprouvent de modifications que celles que l'habitude, les mœurs et la religion ont consacrées dans ce pays.

*En Amérique.* Les peuples de la Grèce et de tout le Levant ne procèdent à l'inoculation qu'après avoir fait précéder un purgatif huit jours avant l'opération : ils défendent le vin, les œufs, et tous les alimens tirés de la classe des échauffans.

*En Europe.* L'Angleterre, Genève, la Suisse, l'Italie, et tout le nord de l'Europe font précéder le traitement préparatoire. La France a été partagée sur ce point important : les uns ont imité les peuples que nous venons de parcourir : les autres ont expulsé ce fatras de formules placées à la tête des traités d'inoculation ; mais leur juste indignation, en les emportant au-delà du terme d'une saine critique, leur a fait proscrire toute espèce de préparation : *In vitium ducit culpæ fuga.*

Si nous nous décidons avec les uns pour le traitement préparatoire, il faut que nous supposions un principe morbifique quelconque, faisant fonction d'obstacle mécanique et matériel, qui rend les forces ordinaires de la vie insuffisantes pour l'intégrité des fonctions. Mais si ce principe n'existe pas, si le sujet est bien portant, quelle vue pourroit avoir le médécin, en le faisant passer par le traitement préparatoire ? voudroit-il attaquer un principe qu'il ne connoît pas ou qui n'existe pas ? quelle témérité de conduite ! voudroit-il, sans avoir égard à ce principe, prévenir les désordres qu'il n'apperçoit pas ? quelle absurdité de jugement ! tout concourt ici à interdire une préparation, qui, rélativement à la maladie future, ne peut être que téméraire.

Nous rejeterons donc, toutes les fois qu'il n'y aura aucune indication positive, ces méthodes préparatoires, ou ces formules mystérieuses qu'on croit propres à assurer le succès de l'inoculation de la variole ; pilules, poudres, diverses liqueurs éthérées, tout cet heureux échafaudage, qu'on a inventé pour obtenir de la réputation et de la vogue ; seront bannis du catalogue médical préparatoire. Cámper, dans le même cas, a eu le courage d'opposer au charlatanisme un mémoire (1) où brillent la candeur, et les principes sains et lumineux. Ces vérités sont si frappantes qu'il n'appartient qu'à l'ignorance d'en disconvenir.

Si l'on reconnoît l'existence d'un principe morbifique, il est certain que sa destruction, est, comme dans toutes les maladies, la voie de guérison la plus courte, la plus sûre et la seule radicale; que, par conséquent, ce principe par lui-même appelle et sollicite sans cesse l'action de l'art. C'est alors que, forts du suffrage de tous les peuples, et voyant les indications que l'état du sujet présente à remplir, nous adopterons le traitement préparatoire, toutesfois en le modifiant suivant les différentes circonstances. Nous y sommes autorisés par cette aphorisme de Sydenham : *quo sedatior est sanguis, eo melius erumpent pustulœ.* Les saignées, les bains, un régime végétal, et anti-phlogistique, des purgatifs, des poudres absorbantes et mercuriales, n'étoient jamais omis par cet auteur, quand les circonstances le demandoient.

D'après ce que nous venons de dire, il résulte qu'il ne faut ni rejeter, ni donner une extension trop grande au traitement préparatoire : les médecins vraiment sages admettent ces principes

_____

(1) P. Camper, Dissertatio de emolumentis et optimâ methodo institutionis variolarum Groningæ, 1774.

dans toute leur force, comme eux nous nous bornerons aux seules indications présentes ; nous observerons le règles que l'higyenne prescrit ; on affoiblira le *vis vitæ* si le sujet est trop robuste ; s'il est trop foible, on donnera les toniques : on fera vomir s'il y a saburre : on donnera les anthelmentiques s'il y a des vers. etc.

## *Nature du virus variolique.*

Dans la recherche du principe morbifique varioleux, il faut éviter l'écueil où l'on tombe souvent en cherchant le principe morbifique des maladies en général ; c'est-à-dire, de confondre l'opinion avec la vérité, la probabilité avec la certitude. Pour que ce principe soit bien connu, il faut qu'il se montre à découvert, et que par quelque endroit il vienne frapper nos sens. Si on ne va jusqu'à lui qu'au moyen du raisonnement, quelque bien lié que ce raisonnement paraisse, la prudence veut qu'on s'en défie. Défions-nous-en sur-tout, si la conclusion qui parle pour un principe quelconque, tire sa principale force de la difficulté qu'il y auroit à assigner un autre principe. Quand il s'agit de découvrir la cause ou le véritable principe d'une maladie, l'analogie, dit Hyppocrate (1), égare les meilleurs médecins.

(1) Epid. lib. 6. sect. 8.

Si l'on eût bien compris que la découverte de ce principe doit être le fruit d'une observation éclairée, et non le résultat d'un raisonnement subtil, il ne falloit pas chercher à le deviner *a priori*, comme on l'a fait dans la plupart des maladies, il falloit se contenter de comparer ses propriétés physiques et chimiques, à ce que le raisonnement et l'expérience auroient pu fournir. Alors on auroit évité ces suppositions gratuites, ces comparaisons infidelles, ces analogies illusoires, ces inductions fausses, et on seroit plutôt venu à bout de se former une idée exacte de la nature du principe morbifique.

*Propriétés physiques.* Le virus variolique, examiné dans les différens périodes de la maladie, présente les caractères physiques suivans:

*Couleur.* La matière variolique est d'une couleur claire, transparente au commencement de la formation; sa transparence se trouble vers la fin de l'éruption, se perd entièrement et devient d'une couleur légèrement jaune, pour prendre ensuite celle du pus, pendant la maturation : de la couleur blanche qu'elle a alors, elle passe à une nuance légèrement brune, et finit par devenir noire, avant de tomber.

*Odeur.* Elle a une odeur *suis generis*: les médecins un peu exercés à voir cette maladie, la reconoissent d'abord à l'odeur dont ils sont frappés, quand il entrent dans un appartement où la variole règne.

*Consistance.* Elle est fluide au commencement de la formation de la vésicule, et elle prend ensuite une consistance légèrement visqueuse, semblable à une légère dissolution de gomme arabique. Sa densité augmente, prend la consistance purulente pendant la maturation, et finit par devenir solide en se desséchant.

*Pesanteur spécifique.* La matière variolique, prise au commencement de la maladie, ne se précipite pas au fond de l'eau : elle se tient suspendue dans ce véhicule ; mais, à mesure que la maladie avance, elle devient puriforme, alors sa pesanteur spécifique est plus grande, et elle se précipite au fond du vase.

*Propriétés chymiques.* Les premiers essais tentés sur la matière variolique ont donné les résultats suivans.

*Action de l'air.* La matière variolique, exposée à l'air et étendue par couches minces, s'épaissit, sans perdre beaucoup de sa transparence : si elle est par couches épaisses, elle s'altère à la longue, et passe à l'état de putréfaction : cette décomposition est d'autant plus rapide, que la matière est prise à une époque plus avancée de la maladie : si on évite le contact de l'atmosphère, cette matière se conserve plus long-temps.

*Action de l'eau.* Mêlée à l'eau, elle s'unit, en

toute

toute proportion, à ce véhicule : l'eau qui contient en dissolution ce virus, est d'autant plus claire, que la matière est moins avancée vers la maturation.

*Action du feu.* Sur les charbons ardens, elle se boursouffle, et laisse dégager une vapeur qui a une odeur toute particulière, comparable à une légère odeur d'ammoniaque.

*Action des acides.* Les acides concentrés, et surtout l'acide nitrique, mêlés avec la matière variolique, la coagulent.

*Action des sels.* Le nitrate d'argent, versé sur la matière variolique étendue dans l'eau, donne un précipité peu abondant.

*Action des métaux.* L'acier s'altère, quand il est mis en contact avec la matière variolique.

*Action de la teinture de tournesol.* La matière variolique n'a éprouvé aucun changement par la teinture de tournesol.

*Action du syrop de violette.* Au sixième jour de la maladie, elle n'a éprouvé aucun changement ; mais la matière, prise sous forme purulente, a verdi par le syrop de violette.

*Action du tanin.* Il a donné un léger précipité vers le septième jour de la maladie : il n'en a donné aucun vers le neuvième.

*Action de l'alcool.* La matière a été légèrement floconnée au sixième jour ; et au huitième, on a obtenu, par ce même menstrue un pré-cipité abondant.

L'analyse chymique du virus variolique prouve qu'il contient de l'eau, de la gélatine, de l'al-bumine, et une substance saline. Cela ne suffit pas pour connoître la nature de cette matière.

Mais il nous suffit d'avoir réveillé l'attention des hommes qui desirent l'avancement de la science, pour perfectionner un travail encore tout neuf.

Si la matière varioleuse diffère dans les diffé-rens périodes de la maladie, si ces qualités phy-siques et chymiques ne sont pas les mêmes à me-sure qu'elle avance vers sa terminaison, son choix sera-t-il indifférent quand on se propose de l'inoculer ? Produira-t-il le même effet, en le prenant encore clair ou limpide ? ou attendra-t-on qu'il ait la consistance purulente ? N'y aura-t-il aucun danger de le prendre sur des sujets in-fectés de quelques vices étrangers à la maladie qui nous occupe ? L'expérience consultée va nous donner des preuves claires, sensibles et hors de toute équivoque des questions proposées ci-dessus.

## Choix du virus variolique.

*Sujet sur lequel on doit le prendre.* Le virus variolique peut être pris indifféremment sur tous les sujets. Il est de nature à n'être altéré par au-cun état du corps, dans quelque circonstance qu'il soit. La dégénérescence scorbutique, dartreuse, syphillitique, etc. n'influent en rien sur sa composition: il est probable qu'il n'y a aucun mélange entre ces virus. Cependant la vie des hommes n'étant pas faite pour être hasardée, et certaines personnes croyant encore que le pus pris sur un sujet qui a une variole confluente, donnera une maladie de même nature; on aura soin, pour éviter le trouble que pourroit produire cette erreur, de choisir, comme Vicq-d'Azir le conseille, un sujet sain et bien constitué, ayant une variole simple. Par là on se mettra à l'abri des reproches injustes qu'on ne manqueroit pas de faire, s'il arrivoit un malheur.

*Epoque à laquelle on doit le prendre.* Les médecins ne sont pas d'accord sur le tems où il faut recueillir la matière varioleuse; mais cette différence ne peut avoir lieu que chez ceux qui n'ont pas inoculé: *Artem experientia facit.* Il est également indifférent qu'on prenne la matière avant ou après sa maturité ou lorsqu'elle est épaissie. Elle n'est pas plus virulente dans un tems que dans l'autre, et nonobstant tous les raisonnemens que l'on a pu faire sur les qualités qu'elle a acquises, lorsqu'elle est restée plus ou moins de temps sous la peau en stagnation, on n'observera point de différence, si elle est récente. Elle paroît même d'autant plus favorable à l'absorbtion, qu'elle est plus fluide, et à conserver plus long-temps sa propriété qu'elle est recueillie vers la fin de la suppuration. D'ailleurs les croutes conservent plus long-temps le foyer de la contagion, et on sait qu'elles le sèment plus efficacement.

### Conservation du virus variolique.

Lorsqu'on veut conserver la matière variolique, ou qu'on veut la transporter au loin, il faut faire le choix des moyens les plus propres à conserver ses vertus réproductives. On a proposé pour cela divers moyens ; les plus employés sont : les fils de coton ; les lancettes ; les verres.

1°. *Sur des fils.* On ouvre une ou plusieurs pustules varioleuses, on passe à plusieurs reprises un fil de coton sur ces pustules, on les roule légèrement : quand elles sont impregnées de matière, on les plie dans du papier, et on les conserve pour l'usage.

2°. *Sur des lancettes.* On ouvre une pustule avec une lancette ordinaire, on plonge l'instrument de manière à ce que la pointe soit convenablement chargée de matière ; on la retire et on la fait sécher avant de la fermer.

3°. *Sur des verres.* On ouvre également une ou plusieurs pustules tout autour, et on applique un morceau de verre lise sur la pustule ouverte : on fait la même chose avec un verre de même grandeur, on rapproche les verres par les surfaces humectées, on réunit les bords avec de la cire ou un autre lut.

Lorsque la matière varioleuse est conservée trop long-temps, elle perd sa qualité contagieuse ; ce temps ne peut être déterminé, les uns en ont conservé d'une saison à l'autre, (de six à huit mois) d'autres ont observé qu'à peine avoit-il quelque énergie après vingt-cinq ou trente jours (1). Nous finirons par dire, avec Nicod, qu'il est beaucoup plus sûr de l'employer fraîche qu'à toute autre époque.

## *Choix des parties les plus favorables à l'inoculation.*

Pour peu que l'on examine attentivement la différence qu'il y a entre les parties dont le corps humain est composé, il ne sera pas difficile d'en découvrir de tellement sensibles, et organisées de telle manière, qu'on ne pourroit impunément irriter sans qu'il s'ensuivît des accidens plus ou moins graves : ces raisons ont été assez fortes pour faire choisir les parties du corps dont la lésion légère n'entre pas avec celle des désordres fâcheux. Ces mêmes raisons ont fait établir des règles générales pour diriger la pratique de

(1) Le C. Laurens a inoculé en Russie avec du pus variolique qu'il avoit conservé pendant dix-huit mois, et l'opération a été suivie du plus grand succès.

l'inoculation, et le choix de la méthode à laquelle on devoit donner la préférence.

*Choix des parties.* Les parties que l'on doit préférer, pour pratiquer l'inoculation, sont les bras, les mains, les cuisses et les jambes. Nous n'imiterons pas les femmes Grecques, ni les Thessaliennes ; nous n'inoculerons pas avec la première au même endroit où elle prenoit le pus ; et comme la seconde, nous ne fairons pas des figures à la face en forme de croix.

1°. Les *membres thorachiques.* Le bra est la partie que l'on doit choisir, comme étant la moins gênante pour le malade, et la plus commode pour l'opérateur.

2°· Les *membres abdominaux.* Ceux qui ont préféré les cuisses et les jambes, comme Tronchin et autres, étoient fondés sur le prétendu dérivatif du topique irritant, et il croyoit que par ce moyen il diminuoit le nombre des boutons du visage : or ce prétendu dérivatif n'existant pas, on doit donner la préférence aux membres thorachiques.

*Des différentes manières d'inoculer.*

Imiterons-nous un des plus anciens peuples de la terre ? Insérerons-nous, comme les Chinois, dans le nez des patiens, des cylindres de coton pénétrés et imbus de matière variolique ? Soit différence de climat, soit variété dans l'organisation, les résultats peu avantageux que l'Europe a retiré de cette méthode, l'ont fait abandonner des Praticiens.

A l'exemple des habitans de la Nubie, emploierons-nous avec les femmes Négresses ou Arabes, une bande de toile imbibée de virus variolique, que l'on met autour du bras des personnes que l'on veut inoculer ? Le peu de succès de ce moyen fait qu'on n'y a plus recours.

Percerons-nous, d'après l'exemple du peuple du Sénégal, du Canada et du Bengale, la peau entre le pouce et l'index ? Le prix que nous attachons à la beauté de la main, ne nous permet pas d'adopter cet usage.

Nous rejetterons de même la méthode usitée depuis des siècles en Circassie, qui consiste à plonger dans le creux de l'estomac, au sein gauche, à l'ombilic et au poignet, une espèce de trois-quarts composé de trois aiguilles liées ensemble.

Nous laisserons aux habitans des côtes de la Mer Caspienne le coquillage sacré, à l'aide duquel ils font différentes blessures à leurs enfans, pour mêler avec leur sang du pus d'un varioleux.

Les incisions, les vessicatoires, les piquûres ont eu à leur tour des partisans dans divers pays : ce sont les moyens que nous adopterons ;

voyons ce que chacune de ces méthodes nous présente de remarquable.

*Des incisions.* On fait à la partie moyenne et externe du bras, au-dessous du muscle scapulo-huméral ( déthoïde ) une légère incision avec une lancette fixée sur sa chape au moyen d'une bandelette de linge, de deux ou trois millimètres ( une ligne ou une ligne et demie ); l'épiderme divisé, on écarte les bords avec le pouce et le doigt du milieu, et l'on place un petit morceau de fil imprégné de virus variolique, long de deux millimètres ( une ligne ), on le couvre d'une compresse assujettie par une bande. On peut lever l'appareil au bout de deux jours.

*Des vessicatoires.* On applique sur la peau un emplâtre agglutinatif, au milieu duquel est un trou d'une ligne de diamètre : par-dessus on met un emplâtre vessicatoire, qu'on assujettit avec une compresse et une bande : au bout de quelque temps on trouve sur la peau une petite phlyctène, de la largeur de la fente : on enlève l'épiderme soulevé, et on met sur la plaie du coton imbu du pus varioleux : on lève l'appareil au bout de quarante heures sans faire aucun pansement : on évite par là les dépôts, les ulcères, qui sont la suite des grands vessicatoires que l'on employoit avant la correction que le citoyen Pinel a fait à cette méthode.

*Des piqûres.* La lancette imprégnée du virus varioleux, on la porte un peu perpendicu-
lairement, et quand on a entamé l'épiderme,
on la dirige horizontalement sur le bras, dont
on a tendu la peau en l'embrassant par dessous
d'une main, tandis que de l'autre on insinue avec
précaution la pointe de la lancette sous l'épiderme, en lui faisant parcourir deux ou trois
millimètres ( une ligne ou une ligne et demie )
entre la surface de la peau et la face interne de
l'épiderme : en retirant la lancette il faut y
appuier dessus avec le pouce, afin de retenir
la matière dans la piquûre : qu'il sorte un
peu de sang, ou qu'il n'en sorte pas, il faut
laisser sécher le bras avant de mettre les habits (1).

(1) Le citoyen Ducros, qui a inoculé en l'an 4 dans
les départemens des basses Alpes et des bouches du
Rhone, deux mille cinq cents cinquante-huit personnes
avec succès, et qui pendant l'an 9 a vacciné plus de
treize cents cinquante individus, parmi lesquels étoient des
nouveaux nés, des filles pubères, des femmes enceinte,
des adultes, des enfans attaqués de cathare épidémique...
vient d'inventer un instrument avec lequel il peut inoculer trois cents enfans dans une heure. Il est composé d'un
cylindre en bois de gaïac de la longueur d'un lancettier
renfermant trois lancettes dont les pointes éloignées d'un
pouce forment un triangle équilatéral. Elles sont invisi-
bles à l'enfant, et par conséquent ne l'épouvantent point:
quand elles sont chargées de virus, on porte l'instrument

## Description de la variole inoculée.

Pour bien connoître la marche de la variole inoculée, il ne suffit pas de connoître l'existence et la nature du principe morbifique qui la produit, il faut encore que tous les symptômes dérivent de lui comme de leur source : cette dépendance est claire, sensible et hors de toute équivoque. Pour cela il faut que la marche des symptômes ne soit qu'un type de variation du principe qui produit la maladie ; qu'ils soient nés avec lui, qu'ils croissent avec lui, qu'ils s'affoiblissent avec lui, pour disparoître avec lui, mais pour ne disparoître qu'avec lui.

Examinons donc les phénomènes que présente l'insertion du virus varioleux, dans les différens périodes de la maladie, et pour mieux observer les effets de ce virus, divisons sa durée en cinq périodes. Dans le premier nous parlerons de l'éruption locale ; dans le second, de la fièvre d'invasion ; dans le troisième, de l'éruption universelle ; dans le quatrième, de la

sur chaque bras de l'individu à inoculer ; et sans le recharger de virus, on peut inoculer quatre enfans de suite, il faut seulement avoir l'attention de souffler chaque fois sur les pointes de l'instrument pour y porter le virus. Cette manière simple d'inoculer est très-utile, sur-tout chez les enfans indociles que la lancette par sa présence fait pleurer.

maturation des pustules ; dans le cinquième enfin, de la dessication et de la terminaison de la
maladie.

*Eruption locale.* Le premier jour, l'insertion
du virus varioleux ne présente rien de remarquable : le second jour la loupe fait appercevoir
une tache orangée : le troisième jour, augmentation de la tache, crispation et dureté manifeste à la peau : le quatrième jour démangeaison, prurit, inflammation légère à la partie :
le cinquième jour, augmentation de ces divers
symptômes, apparition d'une vésicule légère :
le cinquième jour, sensibilité de l'aiselle, en-
gorgement léger, symptômes favorables : le
septième jour, cercle inflammatoire, noyau blanchâtre au centre, développement d'un phlegmon
variolique.

*Fièvre d'invasion.* Le huitième jour, époque
la plus ordinaire de l'invasion de la fièvre variolique : le neuvième jour, augmentation de la
fièvre, inquiétude, lassitude dans les membres,
changement de couleurs alternatives du visage,
yeux humides, saillans, animés : le dixième
jour, la fièvre est portée à son plus haut degré
d'intensité, il y a quelquefois des mouvemens
convulsifs, des hémorrhagies, et autres accidens
qui disparoissent avec la fièvre d'invasion : le
onzième jour, transpiration assez abondante,
ùrines critiques, éruptions symptomatiques de

taches rouges, prélude d'une véritable éruption : le douzième jour, grand assoupissement,
haleine forte, odeur varioleuse, langue chargée, et ventre ordinairement constipé chez les
adultes.

*Eruption générale.* Le treizième jour, apparition des boutous, qui se manifestent d'abord
au visage, au col, ensuite sur les membres et
sur toute la surface du corps : le quatorzième
jour, la fièvre s'abat, et tous les symptômes fâcheux sont entièrement cessés vers le quinzième
jour : le seizième jour, une vésicule se forme
sur chaque bouton, elles croissent jusqu'au dix-
septième, et prennent une forme ronde vers le
dix-huitième.

*Maturation des pustules.* Le dix-neuvième,
le vingtième, jusqu'au vingt-quatrième jour, les
vésicules se forment, la matière devient purulente, après avoir passé par tous les degrés que
nous avons décrits, en parlant de la suppuration
de la variole naturelle (1) ; la différence qu'il y
a, c'est qu'elle est suivie de moins d'accidens,
parce qu'ordinairement le nombre des pustules
est moins grand.

(1) Vicq-d'Azyr croit que, si on ouvroit les pustules quand
a maturité est avancée, on éviteroit la gravure, on di-
minueroit la douleur, les démangeaisons, la bouffissure et
la fièvre qui en est inséparable.

*Dessication des pustules*. Le vingt-cinquième jour et les suivans, sont l'époque la plus ordinaire où la dessication de la variole inoculée s'opère; la chûte des croutes suit la même marche que la dessication de la variole naturelle; elle ne diffère qu'en ce que les boutons étant moins nombreux et séparés, leur détachement peut être un peu plus prompt.

## *Variété de la variole inoculée.*

Si comme nous l'avons prouvé, un principe morbifique en détruit souvent un autre, suivant les circonstances environnantes, et les constitutions individuelles; ne seroit-il pas possible que le virus varioliqne éprouvât la même décomposition ? ( en supposant qu'il soit dénaturé par une cause quelconque ) ou que trouvant une trop grande force dans le principe vital, il ne produise qu'un changement incomplet dans l'économie; il est toujours vrai, qu'il en résulte ces écarts dans sa marche, ces symptômes précosses ou tardifs, suivant le degré d'altération que ce virus a subi. Si nous consultons l'expérience, elle va nous apprendre à apprécier avec justesse ce qu'il y a à gagner ou à perdre pour les malades qui éprouvent les vicissitudes de cette maladie.

I<sup>re</sup> *Variété.* Elle se manifeste par un développement rapide, des symptômes locaux et généraux, par l'absence de l'éruption générale (1), par la résolution des pustules du bras. Cette espèce, qui n'est nullement dangereuse, a été observée en Angleterre, le D. Frewen l'a consignée dans *the médical and phisical Journal.*

2<sup>me</sup> *Variété.* Les sultons ont observé une variété qui présente les caractères les plus opposés à la première : celle-ci donne très-lentement des marques d'infection, la plaie reste long-temps pâle, l'éruption ne se fait que par intervalles, la prostration est plus forte, et le pronostic plus fâcheux.

3<sup>me</sup> *Variété.* Il survient quelquefois une éruption rougeâtre ou couleur de rose, qui a été prise par les uns pour la rougeole, par d'autres pour la scarlatine, ou pour l'éflorescence cramoisie dont parle Huxman (2) ; mais la plupart pour la variole confluante. C'est une véritable éflorescence purpurinne qui se manifeste vers la fin de la fièvre d'invasion, sur quelques parties ou sur toute la surface du corps.

4<sup>me</sup> *Variété.* Après l'éruption générale, il en arrive une seconde, et une troisième, à quelques jours de distance. La fièvre survient de

___

(1) La fièvre varioleuse sans pustules garantit de la maladie. Aph. de Stoll, *de variolæ.*

(2) Essais sur les différentes espèces de fièvres, pag. 350 et suiv.

nouveau, d'une manière plus ou moins sensible, et l'éruption qui la suit est une nouvelle poussée de boutons varioleux. Ces éruptions secondaires n'ont rien de dangereux.

### Diagnostic et pronostic de la variole inoculée.

*Diagnostic.* C'est au milieu de la réaction continuelle des organes vivans contre tout ce qui est étranger à leur vie, que la vie totale de l'animal se soutient; mais si l'inoculation de la variole, comme cela a lieu par toute autre cause : ( et certes ! il est plus difficile de concevoir pourquoi elles n'arrivent pas plus souvent, que d'imaginer comment elles peuvent arriver ); si, dis-je, avec l'emploi ordinaire des forces, les organes éprouvent de la part du virus variolique une action supérieure à leur résistance, ou une résistance supérieure à leur action, il faut nécessairement que l'intégrité des fonctions en soit lésée : jusques-là ce n'est qu'un défaut d'équilibre et non une maladie, jusques-là aussi, le diagnostic de la variole n'est pas certain. Ce n'est qu'à mesure que la cause continue à agir, et que la maladie avance vers son développement, que le diagnostic de douteux qu'il étoit, devient de plus en plus sûr, et se confirme lorsque la variole est déclarée.

*Pronostic.* Pour porter un pronostic certain, sur

la variole inoculée, il faut connoître ce qui perfectionne essentiellement le caractère de la maladie, et en forme exactement l'idée. Cette connoissance nous la tirons des efforts que fait indispensablement la nature, pour surmonter l'obstacle qui lui résiste ; car il est chimérique de supposer que l'état de maladie puisse exister un seul instant, sans que dans le même instant la nature n'éprouve une lésion étrangère quelconque, qui sert de base à tout l'appareil morbifique : or, qui ne sent pas quelle différence le médecin doit mettre dans le pronostic de la variole inoculée, d'après l'idée claire et certaine des effets variés de cet obstacle primitif, contre lequel la nature lutte ? Assuré de l'objet vers lequel la nature dirige ses efforts, il est à portée de juger de leurs efforts plus ou moins heureux. Il résulte donc que le principe morbifique varioleux, inoculé dans l'homme, y produit des changemens qui altèrent ses fonctions : c'est de ces dérangemens que nous tirons le prognostic de cette maladie. Il est bien reconnu aujourd'hui que la variole inoculée se développe plus rapidement que la variole naturelle, qu'elle a presque toujours une issue plus prompte et plus heureuse, et qu'il n'y a à craindre pour les jours du malade que quand elle approche de la variole confluente, ou qu'elle se complique avec d'autres maladies.

## Traitement de la variole inoculée.

Si dans la variole inoculée, les dérangemens qu'éprouve l'économie animale sont rarement mortels, n'est-ce pas à la bénignité de cette maladie qu'il faut les attribuer ? La nature instruite du léger désordre que produit le virus varioleux, les répare par ses propres efforts, et ne cesse de combattre que quand elle est victorieuse. Un grand nombre d'inoculés attaqués d'infirmités plus ou moins graves, abandonnés à eux-mêmes, ou ce qui est pis encore, ne recevant quelquefois des secours que de l'ignorance et du préjugé, échappent au double péril dont les maladies et les remèdes mal administrés semblent les menacer de concert.

Ces cas sont si multipliés et si frappans, qu'il n'appartient qu'à l'ignorance d'en disconvenir ou d'entreprendre de les atténuer. Les médecins vraiment observateurs les admettent comme certains, et les regardent comme autant d'échos qui, de toutes parts, et à grands cris, répètent cette belle sentence d'Hypocrate : *Naturæ morborum medicatrices*. Aussi, bien loin de les dissimuler ou de les affoiblir, ils les recueillent avec soin, et les méditent profondément. Non seulement ils ne trouvent rien qui dégrade la noblesse ou l'utilité de l'art ; ils savent encore les faire servir à son avantage et à sa gloire, en y puisant de nouvelles lumières pour éclairer la théorie, et des règles plus sûres pour diriger la pratique.

*Traitement général.* Dans le premier période de l'inoculation, on suivra le genre de vie ordinaire ou le régime qui a pu être prescrit comme préparatoire. On ne doit pas absolument changer ses habitudes, à moins qu'elles ne soient reconnues absolument mauvaises. On fera de l'exercice ; et on emploiera les remèdes que les symptômes de la maladie, ou que les complications indiqueront. Dans les périodes suivans, si la maladie suit la marche ordinaire, on laissera agir la nature. Mais si la variole inoculée approche par ses symptômes de la variole confluente, l'art est autorisé à faire accepter à la nature un secours qui facilite l'ouvrage. En conséquence on mettra en usage les différens moyens que nous avons conseillés en parlant du traitement de la variole.

*Traitement local.* Si les ulcères produits par les piqûres ou par les autres procédés qu'on a employés pour pratiquer l'inoculation ; si, dis-je, ces ulcères ne guérissent pas pendant le cours de la maladie, s'ils s'étendent, s'ils deviennent profonds, il faut en arrêter les progrès par l'application de différens topiques, tels que l'eau de Goulard, les préparations saturnines, mercurielles, etc.

## Avantages de l'inoculation de la variole.

S'il existoit une maladie qui moissonnât le huitième des malheureux qui en sont affectés, et qui
difformât, mutilât une partie des victimes qui lui
auroient échappé, ne chercheroit-on pas, dans
les ressources que l'art présente, quelques moyens
efficaces à opposer à ce fléau dévastateur ? Et ces
moyens une fois connus, ne devroit-on pas s'em-
presser de les mettre en usage ? Quel est celui qui
pourroit voir avec indifférence cette cruelle maladie emporter la plus précieuse partie des états,
tandis que des médecins éclairés luttent avec courage contre l'indifférence du gouvernement, l'i-
gnorance du peuple, et l'aveugle tendresse des
pères et mères

Il suffit de comparer les dangers et les suites
fâcheuses qui accompagnent la variole, avec les
succès de son inoculation, pour être convaincus
des grands avantages de celle-ci sur la première.

Dans les sujets qui jouissent d'une bonne
santé, la variole est en général simple : celle
qui est communiquée par l'inoculation, sera
aussi heureuse dans les mêmes circonstances ;
mais comme il est très-rare de voir des sujets qui
aient la variole étant parfaitement sains, dans
un temps et dans les circonstances les plus favorables, il suit de ce premier apperçu, que
la variolation ( *ou l'inoculation* ) doit être un

des bienfaits les plus précieux, puisqu'on peut généralement la pratiquer sur tous les sujets.

Mille accidens peuvent encore survenir, pendant le cours de la variole, faire qu'elle soit dénaturée, et qu'elle devienne dangereuse ou funeste. Les diverses altérations des humeurs occasionnées par les maladies propres aux enfans ou aux personnes plus âgées ; par celles que les sujets ont apportées de leur naissance, par celles qui sont l'effet des épidémies fréquentes qui changent le caractère de la variole, et la rendent si meurtrière.

La variole qui se développe par l'effet d'une contagion accidentelle, saisit toujours l'homme à l'improviste ; et comme dans cette circonstance les symptômes sont souvent équivoques, on peut être induit en erreur sur la nature de la maladie, et donner, en conséquence, des remèdes contre-indiqués, qui ne pourroient qu'aggraver le mal au lieu de l'adoucir.

Enfin la variole peut se contracter dans des lieux où l'on est éloigné des secours des gens de l'art ; on peut en être atteint dans des saisons peu favorables, dans des dispositions particulières du corps, qui ne sont point propres à seconder ses effets.

Aucun de ces inconvéniens ne se rencontre dans l'inoculation de la variole ; on peut observer le temps, le lieu, l'âge, la constitution du sujet, et toutes les autres circonstances qui peuvent être les plus propres à assurer le succès de cette opération. Comme la variole attaque presque tout le monde, *et qu'il n'y a d'exempts* comme le dit la Condamine, *que ceux qui ne vivent pas assez de temps pour l'attendre*, il doit en résulter un grand avantage en la pratiquant avant des époques où elle seroit plus dangereuse, et ne pas craindre la récidive de cette maladie. Car, comme nous l'assure Mead, *nul mortel ne doit avoir le moindre soupçon qu'il puisse jamais essuyer deux fois ce danger* (1). On ne sauroit donc trop apprécier le moyen qui s'offriroit pour se débarrasser de ce fléau dans le temps, la saison, la circonstance de la vie les plus commodes et les plus favorables, sur-tout si ce moyen réunissoit encore l'avantage de diminuer, que dis-je, d'annuller les accidens et le danger qui accompagnent la variole naturelle.

(1) De variola et morbis.

# TROISIEME PARTIE.

## DE L'INOCULATION DE LA VACCINE.

### HISTOIRE DE LA VACCINE.

*Son origine.* LA vaccine, nommée cow-pox, quand elle est déclarée sur la vache, est une maladie qui, selon quelques-uns, est particulière à la vache (Simmons et Woodville paroissent être de cet avis); selon d'autres, elle tire son origine d'une maladie qui attaque les chevaux. Jenner a remarqué que, dans les saisons humides, ou bien après de longues fatigues, les chevaux qui occupent certaines contrées sont fréquemment atteints d'une maladie qu'on appelle le javart (*the grease*), ou les eaux aux jambes. C'est une tumeur inflammatoire qui leur vient au bas de la jambe, et qui suppure comme un furoncle.

Dans les vastes plaines de Glocester, pays riches en pâturages, où les laiteries occupent beaucoup de monde, il arrive souvent que les mêmes hommes qui soignent les chevaux malades, trayent aussi les vaches, et leur communiquent par le contact du pus resté sur leurs mains, une maladie qu'elles transmettent, à leur tour, aux personnes qui les trayent: de cette manière, la maladie se propage tellement que tout le troupeau en est bientôt atteint, ainsi que les domestiques attachés à la laiterie.

*Son antiquité.* La vaccine, connue depuis peu parmi nous, est une maladie qui existe depuis les temps les plus reculés. Le nom qu'elle porte en Irlande la feroit remonter jusqu'aux Celtes. (Les Irlandais l'appellent encore aujourd'hui *schimac*: le mot *sinne*, dans la langue celte, signifie pis; *agh*, vache.) En Angleterre les paysans connoissent la vaccine par tradition. On sait qu'elle a été découverte dans les différentes parties du Sommerset, du Leicestershire, du Staffortdshire et du Middlesex. On la connoît aussi dans les environs de Triel; dans le duché du Holstein. Elle a été également trouvée, mais plus tard, dans les fermes de Lombardie, à Berlin, etc. Quoiqu'on l'ait observée dans ces différentes contrées, on ne sait pas l'époque véritable où cette affection a commencé à se développer. Il en est de la vaccine comme d'une infinité de maladies plus graves; le commencement de son histoire se perd dans la nuit des temps qui ont précédé.

*Ses progrès.* La vaccine existoit déjà dans différentes contrées, lorsque Jenner a observé à l'ouest de l'Angleterre, dans la paroisse de Berkley, au comté de Glocester, que certains individus employés dans les laiteries étoient inhabiles à contracter la variole.

— Après des expériences multipliées, des faits bien recueillis, on vit les médecins de Londres substituer au virus variolique la matière du vaccin.

— Les succès que ces derniers eurent, furent bientôt connus par les médecins des autres pays, et l'inoculation de la vaccine fut pratiquée à Vienne, à Berlin, à Milan, à Naples, à Zurich, à Venise, à Fribourg, à Hanôvre, à Genève, etc.

— Peu de temps après, on vit s'établir une société à Brun en Moravie, pour la propagation de la vaccine.

— S. E. milord comte d'Elgin, ambassadeur d'Angleterre près la Sublime Porte, introduisit la vaccine à Constantinople.

— A Limières les habitans, entraînés par l'exemple et les discours de leur pasteur, firent tous vacciner leurs enfans.

— A Francfort et dans beaucoup d'autres pays, même zèle, même succès.

— La vaccine arrivée à Paris, un comité se forme pour propager cette découverte. (Ce comité est composé des C. C. Pinel, Leroux, Guilotin, Mongenot, Salmade, Parfait, Delaroche, Marin, Thouret, Jadelot, Husson, Doussin, Dubreuil.) Des sociétés savantes s'empressent de vérifier, et de perfectionner un moyen fait pour arracher à la mort un grand nombre de victimes.

— De Paris, la vaccine s'est ensuite répandue dans tout le reste de la France; et presque tous les pays jouissent aujourd'hui de ce grand avantage.

### Nature du virus vaccin.

Le virus vaccin paroît être d'une nature *suis generis*. Les expériences prouvent que, bien loin de s'altérer et de perdre son activité sur l'espèce humaine, il en conserve encore assez après de nombreuses transmissions successives, pour communiquer aux vaches une maladie absolument semblable à celle que *Jenner* a observé sur les vaches dont il a pris le virus pour l'inoculer à l'homme; et que le virus pris sur la vache et inoculé à l'homme, n'a pas donné une maladie plus grave que lorsqu'il est pris sur l'homme; enfin que l'identité du virus vaccin sur la vache et sur le corps humain se trouve évidemment prouvée par cette transmission réciproque d'une espèce à l'autre, sans qu'il perde son énergie.

*Propriétés physiques.* Le virus vaccin varie dans sa quantité, dans sa couleur, dans sa consistance, à mesure que la maladie est ou au commencement, dans son milieu, ou sur sa fin. La matière du vaccin, qui est d'abord en petite quantité, va en augmentant vers le cinquième

jour ; à cette époque, sa couleur est claire transparente, sa consistance est légèrement visqueuse :
mais quand la maladie avance vers sa terminaison, sa quantité augmente, sa couleur change
et devient jaunâtre, sa consistance est plus
grande comme puriforme ; enfin vers le déclin
de la maladie, elle se dessèche, devient dure
comme vitreuse, prend une couleur noire avant
de tomber.

*Propriétés chimiques. Action de l'air.* La
matière du vaccin exposée à l'air, et étendue
par couches minces, se dessèche promptement
sans perdre sa transparence, elle acquiert la
dureté du verre, et s'écaille avec facilité.

*Action du feu.* Exposée à un feu doux, la
matière se trouble d'abord, et exhale ensuite
une légère odeur de carbonate d'ammoniaque,
elle se convertit bientôt en un charbon léger et
celluleux.

*Action de l'eau.* L'eau chaude altère les propriétés reproductives de la matière du vaccin.
Cette matière se dissout aussi bien quand elle
est liquide que qnand elle est desséchée ; quand
elle est prise sur la fin de la maladie, elle trouble légèrement l'eau.

*Action des métaux.* La matière du vaccin
paroît avoir quelque action sur les métaux, au
moins sur l'acier, car il oxide les lancettes ; ce

qui semble prouver qu'il donne son oxigène au métal.

*Action des acides.* L'acide nirique coagule la matière du vaccin; on ne connoît pas encore l'action des autres acides sur cette matière.

*Action des sels.* Le nitrate de mercure, le nitrate d'argent produisent le même phénomène. Plusieurs autres sels paroissent avoir la même action sur ce virus.

*Action de l'alcool.* L'alcool produit un coagulum tout formé de précipité blanc.

D'après cette analyse, on voit que la matière du vaccin contient de l'eau, de l'albumine, dans des proportions non déterminées.

### Choix du virus vaccin.

*Sujet sur lequel on doit le prendre.* Le virus vaccin doit être pris sur un individu qui a la vraie vaccine. Car si on le prend sur ceux qui ont une fausse vaccine, comme cela arrive quand on l'inocule sur ceux qui ont eu la variole, on s'expose à faire manquer l'opération. Person dit que la circonstance qui nous occupe peut le faire dégénérer, et lui ôter sa faculté préservatrice. D'autres expériences sembleroient prouver le contraire de ce qu'avance cet auteur; en effet on a mêlé du pus variolique avec du vaccin, on a inoculé ce mélange sur plusieurs sujets, il n'en est constamment résulté que la variole ou la vaccine.

### Epoque à laquelle on doit le prendre.

Le temps le plus convenable pour prendre le virus vaccin qu'on se propose d'inoculer, est ordinairement du huitième au douzième jour de l'insertion : le docteur Jenner, et avec lui plusieurs médecins vaccinateurs, s'accordent à dire qu'on doit prendre pour base la liquidité et la limpidité de la matière du vaccin; l'auteur que nous venons de citer, croit que l'on peut s'en servir avec succès dès le cinquième jour de la maladie. Il est prouvé aujourd'hui que quand on se sert du virus vaccin qui est sous forme purulente, il ne produit qu'une irritation physique, et ne développe pas l'effet spécifique du virus.

### Conservation du virus vaccin.

Dans les pays où la vaccine est naturalisée, il n'est pas nécessaire de confier le vaccin à des corps étrangers, puisqu'on peut vacciner de bras à bras. L'homme est un foyer toujours nouveau, toujours prêt à conserver cette matière, et à la transmettre; mais lorsqu'il s'agit de l'envoyer à des distances éloignées, il faut faire le choix des moyens pour qu'il puisse parvenir avec toutes ses propriétés reproductrices et préservatrices.

Quoique le virus vaccin présente des caractères différens de ceux du virus variolique, on peut cependant employer les mêmes moyens pour le conserver : ce sera donc sur des fils, sur des lancettes, ou sur des verres, qu'on le conservera ; cependant ce dernier moyen est préférable aux deux précédens ; car sur des fils, il se desséche, devient cassant, et expose à produire une fausse vaccine ; sur la lancette il l'oxide, et subit par conséquent une décomposition qui change sa nature.

On ne sait pas encore combien de temps le vaccin sec peut conserver son efficacité. On l'a vu réussir au bout de quinze jours, et d'autre fois ne produire aucun effet au bout de quatre ; et même dans une occasion, il ne produisit rien sur plusieurs sujets au bout de deux minutes, peut-être que ce court espace de temps à l'air libre suffit pour l'altérer.

## Description de la vaccine.

Le virus vaccin inoculé dans l'homme, ne reste pas inactif dans son économie, il lutte contre le principe vital, et de ce combat il résulte un changement avantageux pour l'individu, changement qui le met hors d'état de contracter la variole. On peut reconnoître dans la marche de la vaccine quatre temps, qu'il convient de désigner par le nom de période d'invasion, d'inflammation, de maturation et de dessication.

*Invasion.* Elle commence à l'instant même de

la vaccination ; il survient quelquefois trois minutes après l'insertion du virus, une petite élévation, qui ressemble assez à celle que produit d'abord la piqûre des orties : cette remarque qui a été faite par Tarbès (1), paroît être d'un bon présage pour le succès de l'opération, le second jour ne présente aucune marque sensible de travail sur la partie vaccinée ; le troisième jour, on voit que la cicatrice qui résulte de la solution de continuité de l'épiderme, ne présente aucune différence de celle, qui seroit le produit d'un instrument non chargé de vaccin.

*Inflammation.* Le quatrième jour le tact fait distinctement sentir une légère dureté dans le tissu de la peau dans l'endroit de l'insertion du virus, l'œil y découvre une tache d'un rouge clair, et un peu d'élévation ; le cinquième jour, la rougeur augmente, l'élévation devient plus sensible, et le vacciné ressent quelques démangeaisons ; le troisième jour, la teinte rouge s'élargit, un petit cercle rouge circonscrit le bouton ; le septième jour, la totalité du bouton augmente, le bourrelet circulaire s'applatit, et prend un faciès argenté.

*Maturation.* Le huitieme jour, le bourrelet s'élargit, le bouton se soulève sur ses bords et prend une couleur grisâtre : il reste une dépres-

_____

(1) Mémoires historiques et pratiques sur la vaccine.

sion centrale qui a une teinte plus foncée, le cercle rouge s'étend et prend une couleur plus rose; le neuvième jour, le bourrelet est plus large et plus élevé, le cercle rouge est d'un teint plus uniforme et prend le nom d'aréole; le dixiéme jour, le bourrelet circulaire s'élargit de plus en plus et devient plus tendu; s'il y a plusieurs boutons, ordinairement toutes les aréoles se confondent, pour ne former qu'une seule plaque; le onzième jour, l'aréole, le bourrelet, la dépression centrale sont à-peu-près dans le même état que la veille.

*Dessication.* Le douzième jour, la dépression centrale prend l'apparence d'une croute, la liqueur contenue dans le bourrelet circulaire jusqu'àlors limpide, se trouble, l'aréole s'efface; l'épiderme s'écaille; le treizième jour, la dessication fait des progrès, et marche du centre à la circonférence, le bourrelet circulaire jaunit, et se rétrécit à mesure que la dessication s'opère; le quatorzième jour, la croute prend la dureté de la corne, et une couleur jaune analogue à celle du sucre d'orge; le quinzième, seizième, jusqu'au vingtième jour, la croute durcit, prend une couleur plus foncée, et va en proéminant au-dessus du niveau de la peau, tombe du vingtième au vingt-quatrième jour; cette croute est quelquefois remplacée par une autre de couleur jaunâtre, mais le plus souvent elle laisse à sa suite une

cicatrice profonde, semblable aux dépressions
que laissent après elles les pustules varioliques.

Telle est la marche la plus ordinaire de la
vaccine, les principaux symptômes qu'elle laisse
observer, sont une chaleur mordicante, et une
démangeaison aux environs de l'insertion pendant le période inflammatoire, de la pésanteur
au bras, quelquefois une douleur dans les glandes
de l'aisselle : rarement il y a des nausées, plus
rarement encore des vomissemens. On observe
assez ordinairement un léger mouvement fébrile,
marqué par des baillemens, des malaises, la
pâleur et la rougeur alternatives de la face,
l'altération des pouls ; jamais cette fièvre n'est
assez forte pour obliger le vacciné à garder le
lit, et à changer son régime habituel.

## Irrégularités de la vaccine.

La vaccine présente quelquefois des irrégularités dans son développement. On les trouve très-
bien décrites dans les recherches historiques et médicales sur la vaccine, par le cit. Husson ; mais,
en général, ces irrégularités sont rares. Dans les
nombreuses vaccinations que le cit. Dupustrem
a faites et qu'il m'a fait faire sous ses yeux, sur
plusieurs races d'hommes, réunies à l'Institution
des colonies, (collège de la Marche), nous n'a-
vons pas observé des différences bien marquées
dans la marche de la vaccine. Cependant il y a

des auteurs qui ont parlé de la fausse vaccine, et qui en ont donné les caractères distinctifs.

On reconnoîtra cette irrégularité, ou la fausse vaccine, à la rapidité de sa marche, à la nature de la matière formée dans l'endroit de l'insertion, à l'absence des symptômes que nous avons énumérés, en décrivant la vaccine.

On distingue deux espèces de fausse vaccine. La première est celle qui se développe sur un individu qui a déjà eu la variole ; et la seconde est le produit d'une irritation physique.

*Première espèce.* Une personne qui avoit eu la variole fut vaccinée quelque temps après. On observa, dès le second jour, une vésicule enflammée très-irrégulière, qui commença à sécher le sixième jour. Elle ressembla à un bouton ordinaire ou à une simple plaie : la croute fut toute formée du huitième au neuvième jour, et elle tomba peu de temps après.

*Seconde espèce.* La fausse vaccine, produite par une irritation physique, se distingue, en ce que, le jour même ou le lendemain de la vaccination, on apperçoit une élévation sur la partie de l'épiderme qui recouvre le fil, une rougeur vive, et un suintement puriforme aux lèvres de la plaie. Au troisième jour, la rougeur est beaucoup diminuée : sur la fin du quatrième jour, l'épiderme converti en bouton se crève, laisse suinter un pus jaunâtre, auquel succède une croute jaune, qui tombe au sixième jour, et qui est quelquefois suivi d'un ulcère difficile à guérir.

## Traitement de la vaccine.

*Traitemen. général.* Comme la vaccine n'est, le plus souvent qu'une indisposition extrêmement légère, il ne seroit pas raisonnable de vouloir adapter à cette méthode un mode de traitement. Le soin de protéger nos jours, de guérir nos maux est trop bien entre les mains de la nature, pour que nous osions le lui enlever, à moins que nous n'ayons l'évidence pour nous. Si elle s'écartoit de sa marche, il n'y auroit d'autres mesures à prendre que celle de la rappeller à son poste, et la rappeler par la route, par où elle s'est écartée. Les règles que prescrit l'hygiène suffiront dans la plupart des cas pour rétablir l'harmonie.

*Traitement local.* Dans le plus grand nombre de cas, les pustules ne demandent aucun traitement ; il suffit d'éviter les coups, les chutes sur la partie malade, pour qu'elles parviennent à une guérison complette. Mais si la pustule devient douloureuse, si l'inflammation se propage autour du bras sur l'épaule, si le membre est engourdi, alors il faut pallier les symptômes accidentels par les moyens que l'art indique. On appliquera le topique convenable à l'accident qui se manifestera. On emploiera avec succès les préparations mercurielles, le précipité rouge ;

sous forme d'onguent ; on humectera la partie avec de l'oxicrat, ou l'extrait de Goulard étendu d'eau. On continuera ce traitement jusqu'à ce que la pustule se dessèche.

## *Preuves que la vaccine préserve de la variole.*

Pour prouver que la vaccine est un préservatif sûr de la variole, il suffit d'observer ce qui se passe dans les contrées où cette maladie attaque les troupeaux entiers. Dans ces pays, les vaches sont sujettes à une maladie qui a son siége sur le pis, ce qui les rend difficiles à aborder. Pendant ce temps, les personnes qui sont occupées à les traire, si elles n'ont pas eu la variole, elles ne tardent pas à avoir un gros bouton sur la main semblable à ceux des vaches, qui, après avoir parcouru sa période inflammatoire, tombe par croutes, et disparoît : celles, au contraire, qui ont eu la variole, ou qui ont déjà eu la vaccine, ne contractent aucune maladie.

D'autres expériences, faites par les hommes les plus impartiaux prouvent aussi que la vaccine préserve de la variole, pourvu toutefois que la contagion varioleuse n'existe pas avant l'inoculation de la vaccine ; car si on vaccine un enfant atteint de l'infection varioleuse, ces deux maladies se développeront, et parcourront, chacune, leurs périodes respectives. Ce que nous venons de dire ne suffit pas pour convaincre les esprits qui ne se donnent pas la peine d'observer. Citons encore des faits qui prouvent qu'une personne qui a eu la vaccine, ne peut contracter la variole, et *vice versâ*. L'observation suivante va le prouver.

L'épouse du cit. Thillaye, professeur et conservateur des collections de l'Ecole de Médecine de Paris, fut attaquée, à sept mois et demi de gestation, de la variole confluente, qui fit beaucoup craindre pour ses jours. Elle accoucha six semaines après, l'enfant n'ayant aucunes marques de variole, le cit. Thillaye, incertain s'il l'avoit contractée dans le sein de sa mère, le vaccina le cinq floréal an neuf, quatre ans après sa naissance. Il lui fit aux deux bras plusieurs piqûres, qui suivirent les périodes ordinaires de la vraie vaccine. Du neuvieme au dixieme jour, il inséra sur les bras de cinq enfans le virus vaccin de son fils, et fit deux piqûres à son épouse. La vaccine parcourut ses périodes ordinaires sur le fils Thillaye et sur les cinq enfans vaccinés après lui : madame Thillaye ressentit, au troisieme jour de l'insertion, une légère inflammation autour des piqûres, un mal-aise général et un peu de fièvre; du quatrième au cinquième jour, les piqûres cessèrent d'être enflammées ; le mal-aise et la fièvre disparurent au sixième jour.

Ces faits prouvent que l'enfant n'est pas toujours atteint de l'infection variolique, tant qu'il est renfermé dans l'uterus, puisque l'insertion du virus vaccin a suivi, en se développant les périodes de la vraie vaccine; que l'insertion du virus vaccin sur la mère n'a pas suivi tous ses périodes ordinaires. Ajoutons à ce que nous venons de dire, que toutes les contre-épreuves qu'on a faites jusqu'à présent, prouvent jusqu'à l'évidence que le virus vaccin inoculé sur une personne qui a eu la variole, ne produit qu'une fausse vaccine, et que la variole, inoculée sur ceux qui ont eu la vaccine, ne s'est pas développée.

A cette observation on peut joindre des expériences qui prouvent la vérité de ces faits. Elles peuvent se faire de plusieurs manières. D'abord en inoculant le virus variolique à des sujets déjà vaccinés, et ensuite en les mettant en grande communication avec d'autres individus qui ont la variole. Pour acquérir une plus grande certitude, on a réuni les deux épreuves sur les mêmes individus, et la vaccine, dans tous les cas, a toujours été triomphante.

### Avantages de l'inoculation de la vaccine.

Si nous consultons l'expérience constante de tous les temps et de tous les pays; elle nous apprendra que la variole a toujours été funeste au genre humain; que les divers secours employés par la médecine sont insuffisans dans la plupart des cas. La science du médecin étant, de même que celle du pilote (1), la connoissance des écueils où les autres ont échoué; voyant que les rafraîchissans, les échauffans, les calmans ne réussissent pas toujours, on a imaginé d'inoculer cette maladie.

Mais malgré les nombreux avantages de l'inoculation de la variole, on voit cependant qu'elle fait encore un grand nombre de victimes. Chacun convient que cette pratique est bien préférable à la variole naturelle; et cependant un grand nombre de pères et de mères négligent d'y avoir recours pour leurs enfans. D'où provient cette funeste insouciance? des dangers qui ne sont pas inséparables de son inoculation. On voit en effet des enfans inoculés de la variole, en être long-temps malades, même en mourir.

On doit présumer que cette circonstance doit avoir une grande influence sur l'esprit de ceux qui se sont opposés jusqu'ici à l'inoculation de la variole, d'après des principes de religion. A leurs yeux, cette pratique a été la cause d'un grand nombre de ravages, et l'instrument qui a fait périr beaucoup de victimes. Il n'y a donc plus de crainte à avoir, plus de raisons à alléguer. Il y a au contraire beaucoup à gagner en lui substituant l'inoculation de la vaccine, qui est exempte de tout danger.

(1) Condillac, Connoissances humaines.

Il ne suffit pas de dire, ni même de prouver que la vaccine est incapable de nuire, la conviction qui naît de ces preuves ne persuade pas qu'on doive en profiter, Il faut forcer par la multitude des faits, par la diversité des contre-épreuves, les esprits les plus prévenus à abjurer leurs erreurs, et les entraîner par la persuasion sur ces avantages ; il faut montrer aux plus incrédules qu'elle est un bienfait; il faut vaincre les obstacles qu'opposent encore à sa généralisation les préjugés des uns, l'indolence des autres, peut-être même l'amour-propre de quelques gens de l'art, et leur répugnance à revenir d'un premier jugement trop précipité.

Mais les bienfaits de la vaccine, disent les uns, ne sont pas assez constatés pour y mettre toute sa confiance ; tous ses bons effets se réduisent à des probabilités; ceux qui tiennent un pareil raisonnement, n'ont sans doute pas été témoins des succès de la vaccination ; mais en supposant que la vaccine fût encore dans la classe des vérités probables, faudroit-il l'abandonner pour cela ? non, sans doute. D'autres osent dire que la vaccine est dangereuse ; l'expérience en nous prouvant qu'elle est sans danger, nous fait voir la mauvaise foi de ces ennemis de l'humanité. Poursuivons jusques dans le dernier retranchement, ces détracteurs de cette pratique salutaire, et demandons-leur s'il vaut mieux se livrer à une mort presque certaine, que de pratiquer une opération qui fait à peine une légère blessure à la peau; par cette dernière question, nous mettrons ces empiriques outrés hors d'état de toute réplique.

Jusqu'à ce jour l'expérience a prouvé que la vaccine préserve de la variole; qu'elle n'est qu'une indisposition légère pour le sujet vacciné; qu'elle n'est accompagnée d'aucun accident; qu'elle ne produit des boutons qu'aux piqûres; qu'elle n'expose pas à ces cicatrices profondes et défigurantes que la beauté redoute; qu'elle n'est aucune cause prédisposante pour aucune maladie; qu'on l'a vue opérer des changemens avantageux dans la constitution de quelques individus cacochimes, et détruire des dispositions héréditaires et constitutionnelles; qu'elle a une marche tellement régulière, que son uniformité est une grande source d'inquiétudes de moins, et qu'aucune circonstance de la vie ne contre-indique la vaccination.

D'après l'exposé succint du danger qui accompagne la variole, des avantages de son inoculation, et des heureux succès qui suivent celle de la vaccine, on peut dire *variola periculosa*, *variolatio* (1) *metior*, *vaccinatio tutissima*.

(1) Inoculatio.

CONCLUSION.

# CONCLUSION.

IL suffit d'avoir prouvé en parlant de la vaccine et de ses moyens préservatifs, que la partie de l'art qui consiste à prévenir les maladies, est celle qui honore le plus le médecin, en même temps qu'elle est la plus utile; pour que les conclusions immédiates que ces applications nous ont fournies, soient autant de théorêmes pratiques qui servent de réponses directes à la triple question que nous avons discutée.

Les faits étant publiquement constatés, et tout ce qu'il y a, dans la société, d'hommes capables de raisonner, étant enfin convaincu, on pourra établir des règlemens qui tendront à bannir la variole du climat de la France. On pourra alors, sans redouter l'animadversion des ignorans, chercher des prosélytes, envoyer des apôtres zélés dans toute l'Europe, créer des réglemens, multiplier les expériences, et porter la conviction dans tous les esprits. En attendant, j'ose espérer que l'inoculation suivie avec persévérance, fera disparoître ces craintes multipliées, ces opinions suspectes, ces préjugés absurdes, ces erreurs médicales, qui ont si long-temps tourmenté les hommes.

Ces temps approchent où la vigilance des

uns et l'indifférence des autres, leveront une grande partie des obstacles qu'ont fait naître les anti-variolistes et les anti-vaccinistes. Quelle douce perspective, quand je vois arriver ce moment heureux où de pareilles expériences pourront se réaliser! Mais ce ne sera qu'en conséquence des efforts réunis et constans des législateurs, des magistrats et des médecins; ce sera par un travail long et pénible, suivi avec beaucoup d'assiduité, de soin et de zèle. On ne verra plus à l'avenir cette cruelle maladie nous fermer les yeux à la lumière; nous priver de l'ouïe, nous enlaidir, nous rendre infirmes dès l'enfance, et nous environner sans cesse d'objets de terreurs ou de pitié.

On ne sauroit rendre à l'espèce humaine un service qui méritât de plus grandes récompenses; si du moins on mesure le prix par le nombre des vies qu'il sauveroit, et par la multitude des maux dont il nous délivreroit, rien ne feroit plus d'honneur à notre profession que de mettre en exécution, autant qu'il dépendroit de nous, un plan si utile aux hommes, et rien ne mériteroit plus la reconnoissance des cœurs qu'anime le zèle pour le bien de leur patrie et pour celui de leurs semblables.

A la vérité, les médecins ont souvent occasion de déplorer l'extrême difficulté avec laquelle s'établissent et se répandent les découvertes utiles: mais telle est la constitution de notre foible nature, que l'empire physique et moral de l'habitude, si nécessaire à la conservation et au bonheur des hommes, devient dans une multitude d'occasions leur grand ennemi. Dans tous les siècles, on les a vu répugner à recevoir des usages nouveaux et différens des leurs, quoiqu'à tous égards préférables.

En supposant que l'inoculation fût généralement adoptée, ce qui paroît encore peu compatible avec les idées de notre siècle, il ne faudroit pas que cette pratique fût indifféremment abandonnée au hazard et à l'ignorance : les précautions, les soins, le secours, l'action ou l'inaction avant, pendant et après la maladie qui en résulte, doivent être prescrits et déterminés par un homme éclairé, qui agissant, dans ce cas comme dans tous les autres, d'après des règles fixes, des principes certains, et une expérience particulière, laisse plus ou moins à la nature, suivant que les circonstances l'exigent; en agissant autrement, on expose les malades au danger, on court personnellement du blâme, et on attire sur une méthode salutaire des inculpations peu méritées. Il y a à cet égard, et à tous les autres, un milieu louable entre cette absolue sécurité, cette indifférence présomptueuse qui bravent tout, qui négligent tout, et cette excessive pussilla-nimité qui, par la recherche et l'entassement des précautions trop minutieuses, surcharge les malades d'une manière fatiguante et désagréable., et laisse échapper des occasions essentielles et un temps précieux.

*Est modus in rebus, sunt certi denique fines,*
*Quos ultra, citraque nequit consistere rectum.*

Si contre l'évidence des faits il restoit encore des hommes qui n'étant pas instruits des avantages que l'art a sur la variole, ou qui par crainte ou par entêtement, ne voudroient pas se ranger sous l'étendard de la vérité, c'est à ceux-là à qui s'adressent ces vers :

« Les temples, les palais, les modernes licées
Retentissent par-tout des éloges de l'art.
Des humains qu'il sauva des listes sont dressées;
On raisonne, on calcule, on pese le hazard.
Aux inoculateurs des règles sont tracées;
. . . . . . . . . . . . . . . . . . . . . . . .
Et vous dont l'ame faible à l'erreur asservie,
Est semblable au roseau par le vent agité;
Vous, qui pour la beauté prodigueriez la vie,
Nymphes, l'insertion protège la beauté,
La fleur de votre teint ne sera point flétrie.
. . . . . . . . . . . . . . . . . . . . . . . .
Mais si ma voix pour vous n'est qu'un airain bruiant,
Tremblez, nymphes, tremblez; le mal dans sa furie
Va s'élancer vers vous, comme un tigre effrayant,
Et briser sans pitié votre idole chérie.

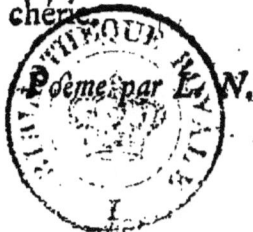

Poëme par E. W.

F I N.